NEUROTECNOLOGÍA

INTERFAZ CEREBRO-ORDENADOR Y EL FUTURO DE LA HUMANIDAD

DAVID SANDUA

*"La integración de la tecnología y la mente humana
será la mayor revolución desde el descubrimiento del fuego".*

*Marvin Minsky
(Informático y cofundador del MIT AI Lab)*

ÍNDICE

I. INTRODUCCIÓN 11
   DEFINICIÓN DE NEUROTECNOLOGÍA 12
   IMPORTANCIA DE LA ICO 13
   ENUNCIADO DE LA TESIS 15

II. DESARROLLO HISTÓRICO DE LA NEUROTECNOLOGÍA 17
   PRIMEROS ESTUDIOS SOBRE LA FUNCIÓN CEREBRAL 18
   EVOLUCIÓN DE LA TECNOLOGÍA ICO 19
   HITOS EN LA INVESTIGACIÓN NEUROTECNOLÓGICA 21

III. TIPOS DE ICOS 23
   ICO INVASIVAS 24
   ICO NO INVASIVAS 25
   ICO HÍBRIDOS 26

IV. APLICACIONES DE LA NEUROTECNOLOGÍA EN LA ATENCIÓN SANITARIA ... 28
   NEURORREHABILITACIÓN 29
   NEUROPRÓTESIS 31
   DIAGNÓSTICO NEURAL POR LA IMAGEN 32

V. CONSIDERACIONES ÉTICAS EN NEUROTECNOLOGÍA 34
   PRIVACIDAD Y SEGURIDAD DE LOS DATOS 35
   CONSENTIMIENTO INFORMADO Y AUTONOMÍA 36
   EQUIDAD Y ACCESO A LOS AVANCES NEUROTECNOLÓGICOS 38

VI. LA NEUROTECNOLOGÍA EN LA MEJORA COGNITIVA 40
   AUMENTO DE MEMORIA 41
   ENTRENAMIENTO EN HABILIDADES COGNITIVAS 42
   IMPLICACIONES ÉTICAS DE LA MEJORA COGNITIVA 44

VII. NEUROTECNOLOGÍA E INTERACCIÓN HOMBRE-MÁQUINA 46
   REALIDAD AUMENTADA Y REALIDAD VIRTUAL 47
   NEUROFEEDBACK EN EL JUEGO 48
   IMPLICACIONES PARA LA EDUCACIÓN Y LA FORMACIÓN 49

VIII. NEUROTECNOLOGÍA Y NEUROÉTICA 52
   NEURODIVERSIDAD E INCLUSIÓN 53
   NEUROEXISTENCIALISMO E IDENTIDAD 54
   REGULACIÓN Y GOBERNANZA DE LAS NEUROTECNOLOGÍAS 55

IX. RETOS Y ORIENTACIONES FUTURAS DE LA NEUROTECNOLOGÍA 57
   LIMITACIONES E INNOVACIONES TECNOLÓGICAS 58
   IMPLICACIONES ÉTICAS Y SOCIALES 59
   COLABORACIÓN INTERDISCIPLINAR EN EL AVANCE DE LA NEUROTECNOLOGÍA ... 61

X. NEUROTECNOLOGÍA Y NEUROESTÉTICA 63
   IMPACTO DE LA NEUROTECNOLOGÍA EN LA EXPRESIÓN ARTÍSTICA 64
   EXPERIENCIAS NEUROESTÉTICAS EN REALIDAD VIRTUAL 65
   NEUROESTÉTICA EN EL DISEÑO Y LA ARQUITECTURA 67

XI. LA NEUROTECNOLOGÍA EN EL ÁMBITO MILITAR Y DE DEFENSA 69
   ICO PARA MEJORAR EL RENDIMIENTO DE LOS SOLDADOS 70
   POTENCIACIÓN NEURONAL EN EL ENTRENAMIENTO MILITAR 71
   CONSIDERACIONES ÉTICAS SOBRE LA NEUROTECNOLOGÍA ARMAMENTÍSTICA ... 73

7

XII. NEUROTECNOLOGÍA Y NEUROPLASTICIDAD 75
    Aprovechar la neuroplasticidad para la mejora cognitiva 76
    Entrenamiento de Neurofeedback para la Plasticidad Cerebral 77
    Implicaciones para el aprendizaje y la adquisición de habilidades 79

XIII. LA NEUROTECNOLOGÍA EN LA INVESTIGACIÓN NEUROCIENTÍFICA 81
    Avances en los estudios de cartografía y conectividad cerebrales 82
    Técnicas de neuroimagen para comprender la función cerebral 83
    La neurotecnología en el estudio de los trastornos neurológicos 85

XIV. NEUROTECNOLOGÍA Y DERECHOS HUMANOS 87
    El acceso a los avances neurotecnológicos como derecho humano 88
    Consideraciones éticas en la libertad cognitiva 89
    Neurotecnología y Derecho a la Intimidad Mental 91

XV. LA NEUROTECNOLOGÍA EN EL RENDIMIENTO DEPORTIVO 93
    Los ICO para el entrenamiento y el control de los deportistas 94
    La mejora cognitiva en la psicología del deporte 96
    Implicaciones éticas de la neurotecnología para mejorar el rendimiento 97

XVI. NEUROTECNOLOGÍA Y SOSTENIBILIDAD MEDIOAMBIENTAL 99
    Aplicaciones de la ICO en la Vigilancia Medioambiental 100
    Neurofeedback para un cambio de comportamiento sostenible 101
    La neurotecnología en la promoción de prácticas respetuosas con el medio ambiente 103

XVII. NEUROTECNOLOGÍA Y ENVEJECIMIENTO DE LA POBLACIÓN 105
    Apoyo cognitivo para personas mayores 106
    Neurorrehabilitación para el deterioro cognitivo relacionado con la edad 107
    Consideraciones éticas para mejorar la calidad de vida de las personas mayores 108

XVIII. NEUROTECNOLOGÍA Y SALUD MUNDIAL 111
    Aplicaciones de la ICO en los países en desarrollo 112
    Neurotecnología de apoyo a la salud mental 113
    Retos éticos en la aplicación de soluciones neurotecnológicas 115

XIX. NEUROTECNOLOGÍA Y NEURODIVERSIDAD 117
    Mejorar la accesibilidad de las personas neurodiversas 118
    Apoyo a comunidades neurodivergentes con tecnología ICO 119
    Consideraciones éticas en la inclusión neurotecnológica 121

XX. NEUROTECNOLOGÍA Y NEUROÉTICA EN LA EDUCACIÓN 123
    Aplicación de la ICO en entornos educativos 124
    Mejorar el aprendizaje y el desarrollo cognitivo con la neurotecnología 125
    Implicaciones éticas de la potenciación neuronal en la educación 127

XXI. NEUROTECNOLOGÍA E INTELIGENCIA EMOCIONAL 129
    Aplicaciones de la ICO en el Reconocimiento de Emociones 130
    Mejora de la Regulación Emocional mediante Neurofeedback 131
    Consideraciones éticas en la manipulación emocional con neurotecnología 133

XXII. LA NEUROTECNOLOGÍA EN LA APLICACIÓN DE LA LEY Y LA JUSTICIA PENAL 135
    La ICO para la detección de mentiras y el interrogatorio 136
    Neuroimagen en la elaboración de perfiles delictivos y el análisis de pruebas 137
    Retos éticos en el uso de la neurotecnología en contextos jurídicos 138

XXIII. NEUROTECNOLOGÍA Y PRODUCTIVIDAD LABORAL 141
    La ICO para mejorar la concentración y el rendimiento en las tareas 142
    Entrenamiento en Neurofeedback para la Gestión del Estrés en el Lugar de Trabajo 143
    Consideraciones éticas en la supervisión de empleados con neurotecnología 145

XXIV. NEUROTECNOLOGÍA Y MEDICINA PERSONALIZADA 147
 ENFOQUES DE MEDICINA DE PRECISIÓN CON DATOS DE ICO 148
 ADAPTACIÓN DE LOS PLANES DE TRATAMIENTO MEDIANTE CONOCIMIENTOS NEUROTECNOLÓGICOS 149
 IMPLICACIONES ÉTICAS DE LA ASISTENCIA SANITARIA PERSONALIZADA A TRAVÉS DE LA NEUROTECNOLOGÍA 151

XXV. NEUROTECNOLOGÍA E IMPACTO SOCIAL 153
 ABORDAR LA DESIGUALDAD SOCIAL MEDIANTE EL ACCESO A LOS AVANCES NEUROTECNOLÓGICOS 154
 PROMOVER LA EMPATÍA Y LA COMPRENSIÓN CON LA TECNOLOGÍA ICO 155
 CONSIDERACIONES ÉTICAS EN LA FORMACIÓN DE NORMAS SOCIALES MEDIANTE LA NEUROTECNOLOGÍA 156

XXVI. NEUROTECNOLOGÍA Y NEUROFILOSOFÍA 158
 EXPLORAR LA CONCIENCIA Y LA IDENTIDAD CON LA ICO 159
 IMPLICACIONES FILOSÓFICAS DE LA MANIPULACIÓN CEREBRAL DIRECTA 160
 CONSIDERACIONES ÉTICAS EN LA INVESTIGACIÓN NEUROFILOSÓFICA 161

XXVII. LA NEUROTECNOLOGÍA EN LA EXPLORACIÓN ESPACIAL 164
 ICO PARA ENTRENAMIENTO Y MONITORIZACIÓN DE ASTRONAUTAS 165
 MEJORAR EL RENDIMIENTO COGNITIVO EN ENTORNOS EXTREMOS 166
 CONSIDERACIONES ÉTICAS EN LOS VIAJES ESPACIALES CON APOYO NEUROTECNOLÓGICO 168

XXVIII. NEUROTECNOLOGÍA E INNOVACIÓN ARTÍSTICA 170
 ARTE DE LAS ONDAS CEREBRALES Y NEUROFEEDBACK EN LOS PROCESOS CREATIVOS 171
 POTENCIAR LA EXPRESIÓN ARTÍSTICA MEDIANTE LA TECNOLOGÍA ICO 172
 IMPLICACIONES ÉTICAS DE LAS EXPERIENCIAS NEUROESTÉTICAS 173

XXIX. NEUROTECNOLOGÍA Y NEUROÉTICA EN LA INTELIGENCIA ARTIFICIAL (IA) 176
 CONSIDERACIONES ÉTICAS EN LA INTEGRACIÓN DE LA IA CON LA TECNOLOGÍA ICO 177
 IMPLICACIONES DE LOS ALGORITMOS DE IA EN LA PRIVACIDAD DE LOS DATOS NEURONALES 178
 GARANTIZAR EL DESARROLLO Y LA APLICACIÓN ÉTICOS DE LA IA 180

XXX. NEUROTECNOLOGÍA Y NEUROSEGURIDAD 182
 RETOS DE CIBERSEGURIDAD EN LAS ICO 183
 PROTEGER LOS DATOS NEURONALES DE ACCESOS NO AUTORIZADOS... 184
 DESARROLLO DE PROTOCOLOS SEGUROS PARA SISTEMAS NEUROTECNOLÓGICOS 186

XXXI. NEUROTECNOLOGÍA Y DEFENSA DE LA NEURODIVERSIDAD 188
 PROMOVER LA INCLUSIÓN Y LA ACCESIBILIDAD DE LAS PERSONAS NEURODIVERSAS........................... 189
 DEFENDER EL USO ÉTICO DE LA TECNOLOGÍA ICO EN COMUNIDADES NEURODIVERGENTES 190
 ABORDAR EL ESTIGMA Y LA DISCRIMINACIÓN MEDIANTE LA CONCIENCIACIÓN SOBRE LA NEURODIVERSIDAD......... 192

XXXII. CONCLUSIÓN 194
 RESUMEN DE CONCLUSIONES CLAVE SOBRE NEUROTECNOLOGÍA E ICO... 195
 REFLEXIÓN SOBRE EL POTENCIAL TRANSFORMADOR Y LAS CONSIDERACIONES ÉTICAS 196
 LLAMAMIENTO A LA ACCIÓN PARA LA INVESTIGACIÓN CONTINUADA Y LA REFLEXIÓN ÉTICA EN EL AVANCE DE LAS
 INNOVACIONES NEUROTECNOLÓGICAS 197

BIBLIOGRAFÍA 200

9

I. INTRODUCCIÓN

La neurotecnología, concretamente la Interfaz Cerebro-Ordenador (ICO), representa un campo innovador que tiene el potencial de revolucionar la forma en que los seres humanos interactúan con la tecnología. Al tender un puente entre el cerebro y los dispositivos externos, las ICO ofrecen la posibilidad de controlar máquinas con el mero pensamiento, lo que abre un sinfín de posibilidades a las personas con discapacidades o limitaciones físicas. Esta tecnología tiene la capacidad de mejorar la comunicación, mejorar la función motora e incluso tratar trastornos neurológicos. A medida que profundizamos en el ámbito de la neurotecnología, resulta cada vez más evidente que el desarrollo y la aplicación de las ICO tienen inmensas implicaciones para el futuro de la humanidad. La evolución de las ICO se remonta a las primeras investigaciones en neurociencia, donde los descubrimientos pioneros sentaron las bases de los avanzados sistemas actuales. Desde experimentos rudimentarios hasta tecnologías sofisticadas, las ICO han recorrido un largo camino para permitir la comunicación directa entre el cerebro y los dispositivos externos. Los principios básicos del funcionamiento de las ICO implican el uso de sensores para detectar señales cerebrales, procesamiento de señales para descodificarlas y algoritmos para traducirlas en órdenes para dispositivos externos. Ya sean invasivas o no invasivas, las ICO ofrecen oportunidades únicas para que las personas interactúen con el mundo que les rodea de formas sin precedentes. En el campo médico, las ICO han demostrado ser muy prometedoras para mejorar la calidad de vida de las personas con discapacidad. Desde las prótesis controladas por la mente hasta la neurorrehabilitación de pacientes con ictus, las ICO han abierto nuevas vías de tratamiento e intervención. El potencial de las ICO para tratar trastornos neurológicos y psiquiátricos pone de manifiesto el poder transformador de esta tecnología. Mientras navegamos por las complejidades de la integración de las ICO en diversos ámbitos, es esencial tener en cuenta los retos éticos y sociales que conlleva la manipulación directa del cerebro humano. A medida que avanzamos hacia un futuro en el que las ICO se integren perfectamente en la vida cotidiana, es crucial abordar estos retos para garantizar el avance responsable y ético de la neurotecnología en beneficio de toda la sociedad.

Definición de Neurotecnología

La neurotecnología, en esencia, se refiere a la aplicación de los principios de la electrónica y la ingeniería al campo de la neurociencia. Este enfoque interdisciplinario permite desarrollar dispositivos y tecnologías que pueden interactuar directamente con el sistema nervioso, en particular con el cerebro. Una de las formas más revolucionarias de neurotecnología es la ICO, que permite la comunicación y el control entre el cerebro y dispositivos externos sin necesidad de medios tradicionales como el habla o el movimiento. Las ICO pueden interpretar las señales cerebrales y traducirlas en órdenes que pueden utilizarse para manejar ordenadores, prótesis o incluso controlar dispositivos en hogares inteligentes. Esta integración perfecta de la cognición humana y la tecnología encierra un enorme potencial para transformar la forma en que interactuamos con las máquinas y el mundo que nos rodea. La historia y la evolución de las ICO se remontan a las primeras exploraciones de la comunicación neuronal y la actividad cerebral. Las primeras investigaciones en neurociencia sentaron las bases para comprender cómo el cerebro genera señales eléctricas que pueden detectarse y utilizarse con fines de comunicación. Los primeros experimentos con ICO implicaban procedimientos invasivos en los que se implantaban electrodos directamente en el cerebro para registrar la actividad neuronal. Con el tiempo, los avances tecnológicos han llevado al desarrollo de ICO no invasivas que pueden captar señales cerebrales mediante sensores externos colocados en el cuero cabelludo. Estos avances han hecho que las ICO sean más accesibles y prácticas para una gama más amplia de aplicaciones, desde la rehabilitación médica hasta los juegos y el entretenimiento. En el ámbito de las aplicaciones médicas y terapéuticas, las ICO han demostrado ser muy prometedoras para ofrecer soluciones a personas con discapacidades motoras o afecciones neurológicas. Las prótesis controladas mentalmente mediante ICM ofrecen nuevas posibilidades para que los amputados recuperen la destreza y la independencia en su vida diaria. Del mismo modo, los pacientes con ictus sometidos a neurorrehabilitación pueden beneficiarse del uso de las ICO para reentrenar sus vías neuronales y restaurar la función motora. El potencial de las ICO para mejorar la calidad de vida de las personas con trastornos neurológicos y psiquiátricos es una fuerza impulsora de la investigación y el desarrollo continuos en el campo de la neurotecnología. A medida que la tecnología siga avanzando, el futuro de las ICO promete abrir nuevas vías para que los seres humanos interactúen con las máquinas y mejoren el bienestar general de las personas que se enfrentan a retos físicos y cognitivos.

Importancia de la ICO

A medida que las ICO siguen avanzando, su importancia se hace cada vez más evidente en diversos campos. Un área clave en la que las ICO están teniendo un impacto significativo es la medicina y la terapéutica. Utilizando las ICO en el tratamiento de discapacidades motoras, como las prótesis controladas por la mente, las personas que han perdido la capacidad de controlar sus miembros pueden recuperar la sensación de independencia y movilidad. Las ICO se están utilizando en la neurorrehabilitación de pacientes que han sufrido un ictus, ayudando a mejorar los resultados de la recuperación y la calidad de vida de los afectados por enfermedades neurológicas. El potencial de las ICO para tratar una amplia gama de trastornos neurológicos y psiquiátricos promete revolucionar la forma en que se gestionan y tratan estos trastornos. En el ámbito del entretenimiento y la comunicación, las ICO están abriendo nuevas posibilidades de experiencias inmersivas y comunicación mejorada. Los videojuegos controlados por la mente y las experiencias de realidad virtual ofrecen una visión del futuro del entretenimiento, en el que los usuarios pueden interactuar con la tecnología utilizando sólo sus pensamientos. Las ICO tienen el potencial de mejorar la comunicación de las personas con limitaciones físicas, proporcionando un medio para expresar pensamientos y emociones que antes podían ser difíciles o imposibles de transmitir. La integración de las ICO en la industria del entretenimiento no sólo ofrece nuevas y emocionantes oportunidades de participación, sino que también pone de relieve las formas en que la tecnología puede derribar barreras y mejorar la interacción humana. A pesar de los numerosos beneficios y avances de las ICO, también existen retos éticos y sociales que deben abordarse. Los problemas de privacidad y seguridad relacionados con la recogida y uso de datos neuronales plantean cuestiones importantes sobre el consentimiento y la protección de datos. Los riesgos potenciales de dependencia y abuso de la tecnología, así como las implicaciones éticas de manipular directamente el cerebro humano, subrayan la importancia de considerar cuidadosamente el impacto de las ICO en los individuos y en la sociedad en su conjunto. Al reconocer y abordar estos retos, las partes interesadas pueden trabajar para garantizar que las ICO se desarrollen y apliquen de forma responsable y ética, maximizando en última instancia su potencial para mejorar vidas y crear un cambio social positivo.

Enunciado de la tesis

El desarrollo y la evolución de las ICO se remontan a las primeras investigaciones y descubrimientos fundamentales de la neurociencia. Científicos e investigadores llevan mucho tiempo intrigados por la posibilidad de conectar el cerebro humano directamente a las máquinas, lo que dio lugar a los experimentos y aplicaciones iniciales de la tecnología de ICO. Desde los dispositivos rudimentarios del pasado hasta los sistemas avanzados de hoy, la evolución de las ICO muestra la búsqueda incesante de la comprensión del intrincado funcionamiento del cerebro y el aprovechamiento de su potencial para la interacción hombre-máquina. Este viaje a través de la historia pone de relieve los avances innovadores realizados en el campo de la neurotecnología, allanando el camino para un futuro en el que las ICO podrían dar forma a la forma en que interactuamos con la tecnología. Uno de los aspectos clave de la tecnología ICO es su funcionamiento, que implica una compleja interacción de sensores, procesamiento de señales y algoritmos de descodificación. Entender los principios básicos del funcionamiento de las

ICO es esencial para comprender el poder transformador que tienen en diversos campos como la medicina, la comunicación y el entretenimiento. Al dilucidar las diferencias entre las ICO invasivas y las no invasivas, los investigadores pueden explorar la multitud de aplicaciones que ofrecen estas tecnologías, desde prótesis controladas por la mente para personas con discapacidades motoras hasta plataformas de comunicación mejoradas para personas con limitaciones físicas. El intrincado funcionamiento de la tecnología ICO abre un abanico de posibilidades para mejorar la calidad de vida y ampliar las capacidades humanas. Mirando hacia el futuro, las tendencias emergentes y los avances tecnológicos en el campo de las ICO anuncian una nueva era de simbiosis hombre-máquina. A medida que las ICO se integren más en nuestra vida cotidiana, su impacto en la sociedad y en nuestra forma de interactuar con la tecnología será sin duda profundo. Reflexionando sobre la coevolución de los seres humanos y la tecnología, podemos imaginar un mundo en el que los límites entre la mente y la máquina se difuminen, abriendo nuevas fronteras a la exploración y el descubrimiento. El potencial transformador de las ICO para mejorar la calidad de vida y abrir nuevas posibilidades a la humanidad subraya la importancia de seguir abordando los retos éticos y sociales en este campo en rápida evolución.

II. DESARROLLO HISTÓRICO DE LA NEUROTECNOLOGÍA

El desarrollo histórico de la neurotecnología se remonta a las primeras investigaciones y descubrimientos fundamentales de la neurociencia. A finales de los años 60 y 70, los trabajos pioneros de investigadores como Jacques Vidal sentaron las bases para el desarrollo de las ICO. Los primeros experimentos consistieron en utilizar señales de electroencefalografía (EEG) para controlar un cursor en una pantalla, demostrando el potencial de la comunicación directa entre el cerebro y los dispositivos externos. Estos primeros avances marcaron el comienzo de un viaje transformador hacia el aprovechamiento del poder de las señales neuronales para la interacción persona-máquina. A medida que avanzaba la investigación sobre las ICO, la tecnología evolucionó desde montajes experimentales básicos hasta sofisticados sistemas capaces de descodificar señales cerebrales complejas. Hoy en día, las ICO abarcan una serie de componentes, como sensores para captar la actividad neuronal, algoritmos de procesamiento de señales para extraer información significativa y algoritmos de descodificación para traducir las señales neuronales en órdenes procesables. La distinción entre ICO invasivas y no invasivas ha permitido a los investigadores explorar distintas vías de aplicación en diversos campos, desde la medicina al entretenimiento, ampliando los límites de lo que es posible con la neurotecnología. La trayectoria histórica de la neurotecnología muestra una notable evolución desde los conceptos teóricos hasta las aplicaciones prácticas con impacto en el mundo real. Desde los primeros experimentos para controlar cursores hasta el desarrollo de prótesis controladas por la mente, la tecnología ICO ha demostrado su potencial para revolucionar la forma en que interactuamos con las máquinas y ayudar a las personas con discapacidades motoras. De cara al futuro, el avance continuado de las ICO promete abordar trastornos neurológicos y psiquiátricos, mejorar la comunicación de las personas con limitaciones físicas y abrir nuevas posibilidades de entretenimiento y experiencias de realidad virtual. Mientras nos encontramos en la cúspide de una nueva era en la simbiosis hombre-máquina, los avances históricos de la neurotecnología apuntan a un futuro en el que los límites entre cerebro y máquina se difuminarán aún más, dando paso a una nueva era de innovación y posibilidades para la humanidad.

Primeros estudios sobre la función cerebral

Los primeros estudios sobre la función cerebral allanaron el camino para el desarrollo de las ICO al proporcionar una comprensión fundamental de cómo procesa la información el cerebro. Un hito importante en la investigación neurocientífica fue el descubrimiento de las neuronas y su papel en la transmisión de señales eléctricas en el cerebro. Esto condujo a la exploración de la actividad cerebral y a la cartografía de las distintas regiones responsables de funciones específicas, como el control motor o la percepción sensorial. Los primeros experimentos del siglo XX, como la cartografía del cerebro humano realizada por Wilder Penfield mediante estimulación eléctrica, sentaron las bases de los futuros avances en la tecnología de la ICO, al demostrar la plasticidad y adaptabilidad del cerebro. A medida que la neurociencia seguía evolucionando, los investigadores empezaron a estudiar formas de interactuar con el cerebro mediante dispositivos externos, lo que condujo al desarrollo de las primeras ICO.

Estos primeros estudios se centraron en tareas sencillas, como controlar cursores en una pantalla o mover brazos robóticos mediante señales neuronales. Al descifrar la actividad eléctrica del cerebro y traducirla en órdenes procesables, los investigadores pudieron demostrar el potencial de las ICO para mejorar las interacciones hombre-máquina. Estos estudios fundacionales pusieron de manifiesto la viabilidad de utilizar señales neuronales para controlar dispositivos externos, preparando el terreno para aplicaciones más complejas en el futuro. La culminación de los primeros estudios sobre la función cerebral y el desarrollo de ICO rudimentarias puso de relieve el potencial para revolucionar las interacciones entre el ser humano y el ordenador. Al descifrar los intrincados patrones neuronales que subyacen a la función cerebral, los investigadores pudieron tender un puente entre la mente y la tecnología externa, abriendo nuevas posibilidades de comunicación, rehabilitación e incluso entretenimiento. Estos primeros esfuerzos no sólo sentaron las bases de futuros avances en la tecnología ICO, sino que también desencadenaron una ola de innovación que sigue dando forma al campo de la neurotecnología en la actualidad.

Evolución de la tecnología ICO

La evolución de la tecnología ICO ha sido un viaje fascinante marcado por hitos y avances significativos. Desde sus humildes comienzos en las primeras investigaciones y experimentos de la neurociencia, la ICO se ha transformado ahora en sofisticados sistemas capaces de traducir las señales cerebrales en órdenes procesables. La evolución de la tecnología ICO se ha visto impulsada por una combinación de avances científicos, innovación tecnológica y un interés creciente por aprovechar el poder del cerebro humano para interactuar con ordenadores y dispositivos de formas sin precedentes. A medida que los investigadores siguen ampliando los límites de lo que es posible con la ICO, asistimos a un cambio hacia una integración más fluida de estas interfaces en diversos aspectos de la vida humana. Uno de los aspectos clave de la tecnología ICO es su funcionamiento, que implica una compleja interacción de sensores, procesamiento de señales y algoritmos de descodificación para interpretar la actividad neuronal del cerebro. Ya sea mediante métodos invasivos o no invasivos, las ICO tienen el potencial de revolucionar la forma en que interactuamos con la tecnología, abriendo nuevas posibilidades a las personas con discapacidades motoras o deficiencias neurológicas. El intrincado funcionamiento de la tecnología ICO es un testimonio de la naturaleza interdisciplinar de este campo, que combina elementos de neurociencia, ingeniería e informática para crear dispositivos capaces de descodificar el lenguaje del cerebro. Mirando hacia el futuro, las posibilidades que ofrece la tecnología ICO son a la vez emocionantes y desalentadoras. A medida que las ICO se vuelven más sofisticadas y se integran en la vida cotidiana, nos enfrentamos a retos éticos y sociales que hay que sortear con cuidado. Las cuestiones relativas a la privacidad, la seguridad y el potencial de dependencia tecnológica plantean importantes interrogantes sobre el impacto de la ICO en la sociedad. Con el enfoque y la consideración adecuados, la tecnología ICO tiene el potencial de potenciar las capacidades humanas, mejorar la calidad de vida y marcar el comienzo de una nueva era de interacción humano-tecnología que podría moldear el futuro de la humanidad de formas profundas.

Hitos en la investigación neurotecnológica

Un hito en la investigación neurotecnológica fue el desarrollo del primer sistema de ICO en los años 70 por investigadores de la Universidad de California en Los Ángeles. Este primer sistema permitía controlar el cursor de un ordenador mediante señales cerebrales, lo que supuso un avance significativo en el campo de la ingeniería neural. Las investigaciones posteriores de los años 80 y 90 se centraron en mejorar la precisión y la velocidad de las ICO, lo que llevó al desarrollo de algoritmos más sofisticados para descodificar las señales neuronales. Estos avances sentaron las bases para la comercialización de las ICO y sus aplicaciones en diversas industrias. Otro hito clave en la investigación neurotecnológica fue la demostración con éxito de ICO no invasivas que podían descodificar señales cerebrales sin necesidad de implantes quirúrgicos. Este avance, logrado a principios de la década de 2000, abrió nuevas posibilidades para la adopción generalizada de las ICO en la sanidad, los juegos y la comunicación. Las ICO no invasivas, como los dispositivos de EEG, se utilizan ahora en entornos clínicos para ayudar a pacientes con graves discapacidades motoras y en laboratorios de investigación para estudiar la función cerebral. El desarrollo de ICO basadas en EEG fáciles de usar y asequibles ha democratizado el acceso a la interacción cerebro-ordenador y ha allanado el camino para aplicaciones innovadoras en las industrias del entretenimiento y la tecnología de consumo. Los avances recientes en la investigación neurotecnológica se han centrado en mejorar la solidez y fiabilidad de las ICO mediante la integración de algoritmos de aprendizaje automático e IA. Aprovechando estas tecnologías, los investigadores han podido desarrollar ICO capaces de adaptarse a los patrones neuronales de cada usuario, lo que ha dado lugar a interfaces más precisas y receptivas. Estos avances tecnológicos no sólo han mejorado el rendimiento de las ICO, sino que también han impulsado el desarrollo de sistemas híbridos que combinan entradas neuronales con sensores externos para una mayor funcionalidad. La continua evolución de la neurotecnología es muy prometedora para revolucionar la interacción persona-ordenador y mejorar la calidad de vida de las personas con discapacidades motoras y afecciones neurológicas.

III. TIPOS DE ICOS

Un tipo de ICO es la ICO no invasiva, que consiste en utilizar sensores externos para detectar la actividad cerebral sin necesidad de implantación quirúrgica. Estos sensores, como los dispositivos EEG, pueden captar señales eléctricas producidas por el cerebro y convertirlas en órdenes que pueden utilizarse para controlar dispositivos externos. Las ICO no invasivas se utilizan a menudo en entornos de investigación, ya que son más fáciles de usar y menos invasivas que sus homólogas invasivas. En cambio, las ICO invasivas requieren la implantación quirúrgica de electrodos directamente en el tejido cerebral, lo que permite mediciones más precisas y detalladas de la actividad neuronal. Estos electrodos pueden captar patrones de disparo de neuronas individuales, proporcionando un mayor nivel de control y eficacia en comparación con las ICO no invasivas. Aunque las ICO invasivas ofrecen mayor precisión y potencial para aplicaciones avanzadas, también conllevan mayores riesgos y consideraciones éticas debido a la naturaleza invasiva del procedimiento. Las ICO híbridas combinan elementos de las ICO no invasivas e invasivas, ofreciendo un término medio entre precisión e invasividad. Estos sistemas suelen utilizar sensores no invasivos para captar señales cerebrales de la superficie del cuero cabelludo, al tiempo que incorporan implantes invasivos para un control más preciso y la comunicación con dispositivos externos. Las ICO híbridas pretenden aprovechar las ventajas tanto de las tecnologías no invasivas como de las invasivas, proporcionando un equilibrio entre usabilidad y funcionalidad en diversas aplicaciones, que van desde los tratamientos médicos a las tecnologías de asistencia.

ICO invasivas

Las ICO invasivas, un subconjunto de ICO que requieren la implantación quirúrgica de electrodos directamente en el tejido cerebral, ofrecen ventajas únicas en cuanto a calidad de la señal y rendimiento del sistema. Al evitar el cuero cabelludo y el cráneo, las ICO invasivas pueden acceder a la actividad neuronal con una alta resolución espacial y temporal, lo que permite un control más preciso de los dispositivos o aplicaciones externos. La capacidad de registrar las señales neuronales de neuronas individuales o pequeños grupos de neuronas permite una descodificación detallada de las intenciones de movimiento o los estados cognitivos, lo que mejora el rendimiento y la funcionalidad en comparación con las ICO no invasivas. A pesar de su rendimiento superior, las ICO invasivas conllevan riesgos y retos inherentes que deben considerarse cuidadosamente. La implantación quirúrgica de electrodos conlleva el riesgo de infección, daño tisular o efectos secundarios cognitivos, lo que subraya la importancia de una supervisión médica y unos cuidados postoperatorios adecuados. La estabilidad y fiabilidad a largo plazo de las ICO invasivas sigue siendo motivo de preocupación, ya que las señales neuronales pueden degradarse con el tiempo debido a la respuesta de los tejidos o a la deriva de los electrodos. Estos factores ponen de relieve la necesidad de investigación y desarrollo continuos para abordar los retos técnicos y clínicos asociados a las ICO invasivas y garantizar su uso seguro y eficaz en diversas aplicaciones. Aunque las ICO invasivas ofrecen una precisión y un rendimiento sin parangón en el registro y el control neuronales, su adopción y uso generalizado dependen de que se aborden los riesgos y retos asociados. La investigación continua sobre materiales, técnicas quirúrgicas y algoritmos de procesamiento de señales es crucial para mejorar la seguridad, eficacia y viabilidad a largo plazo de las ICM invasivas. Al superar estos obstáculos, las ICO invasivas tienen el potencial de revolucionar la neurotecnología y abrir nuevas posibilidades para mejorar las interacciones hombre-máquina y la calidad de vida de las personas con trastornos neurológicos o discapacidades.

ICO no invasivas

El desarrollo de ICO no invasivas ha abierto nuevas posibilidades para mejorar la interacción persona-ordenador sin necesidad de procedimientos quirúrgicos invasivos. Utilizando tecnologías como el EEG y la espectroscopia funcional del infrarrojo cercano (EFIC), los investigadores han podido captar la actividad neuronal y traducirla en órdenes que pueden controlar dispositivos externos. Este enfoque no invasivo ofrece una opción más segura y accesible para las personas que pueden no ser candidatas adecuadas para implantes cerebrales invasivos, democratizando así los beneficios de las ICO a una población más amplia. Las ICO no invasivas se han mostrado prometedoras en diversas aplicaciones, que van desde las intervenciones médicas al entretenimiento y la comunicación. En el ámbito médico, las ICO no invasivas han sido fundamentales para que las personas con discapacidad motora recuperen el control de sus movimientos mediante prótesis o exoesqueletos controlados por la mente. Las ICO no invasivas se han utilizado en programas de neurorrehabilitación para pacientes con ictus, ayudando a mejorar las funciones motoras y las capacidades cognitivas. Estos avances ponen de relieve el potencial de las ICO no invasivas para revolucionar el campo de la neurorrehabilitación y proporcionar nuevas vías para mejorar la calidad de vida de las personas con afecciones neurológicas. A pesar de las prometedoras aplicaciones de las ICO no invasivas, aún quedan retos por abordar para aprovechar plenamente su potencial. Cuestiones como la calidad de la señal, la precisión y la fiabilidad siguen siendo obstáculos para el desarrollo de ICO no invasivas sólidas. Garantizar la privacidad y seguridad de los datos en la recogida y transmisión de información neuronal es primordial para evitar posibles brechas o accesos no autorizados. Si abordamos estos retos y seguimos perfeccionando las tecnologías ICO no invasivas, podremos allanar el camino hacia un futuro en el que la comunicación sin fisuras entre el cerebro humano y los dispositivos externos sea una realidad, transformando la forma en que interactuamos con la tecnología en nuestra vida cotidiana.

ICO híbridas

Uno de los avances más vanguardistas en el campo de la neurotecnología es la aparición de las ICO híbridas, que combinan los puntos fuertes de distintos tipos de ICO para superar sus limitaciones individuales. Al integrar tecnologías de ICO invasivas y no invasivas, las ICO híbridas pretenden mejorar la calidad de la señal, aumentar la velocidad de comunicación y mejorar el rendimiento general. Este enfoque innovador es muy prometedor para una amplia gama de aplicaciones, desde tratamientos médicos hasta plataformas de entretenimiento y comunicación. Mediante la combinación de componentes ICO invasivos y no invasivos, los sistemas híbridos pueden proporcionar señales neuronales más precisas y fiables para los algoritmos de descodificación. Esta sólida capacidad de procesamiento de señales permite un control más preciso de dispositivos externos, como prótesis o interfaces informáticas, lo que mejora la calidad de vida de las personas con discapacidad motora. La integración de múltiples modalidades de sensores en las ICO híbridas permite extraer información más rica del cerebro, lo que abre nuevas posibilidades para las técnicas avanzadas de neurorrehabilitación y las intervenciones terapéuticas. El desarrollo de las ICO híbridas representa un importante paso adelante en la evolución de la neurotecnología, al ofrecer una plataforma versátil y adaptable para diversas aplicaciones. Al aprovechar los puntos fuertes de las tecnologías invasivas y no invasivas, las ICO híbridas tienen el potencial de revolucionar la forma en que los seres humanos interactúan con las máquinas y el mundo que les rodea. A medida que avance la investigación en este campo, la integración de las ICO híbridas en la vida cotidiana podría dar lugar a avances transformadores en la asistencia sanitaria, el entretenimiento y la comunicación, configurando el futuro de la humanidad de formas profundas.

IV. APLICACIONES DE LA NEUROTECNOLOGÍA EN LA ATENCIÓN SANITARIA

Los avances en neurotecnología han allanado el camino para aplicaciones innovadoras en la asistencia sanitaria, con las ICO a la vanguardia de esta revolución. Las ICO permiten la comunicación directa entre el cerebro y dispositivos externos, posibilitando una serie de intervenciones médicas que antes sólo se imaginaban en la ciencia ficción. Una aplicación significativa de la neurotecnología en la asistencia sanitaria es el desarrollo de prótesis controladas por la mente para personas con discapacidades motoras. Estas prótesis pueden devolver a los usuarios la funcionalidad e independencia perdidas, mejorando su calidad de vida y su bienestar general. Utilizando las ICO, los pacientes pueden recuperar el control de sus movimientos mediante el poder de sus pensamientos, lo que marca un hito importante en el campo de la neurorrehabilitación. La neurotecnología se ha mostrado prometedora en el tratamiento de trastornos neurológicos y psiquiátricos, ofreciendo nuevas vías para las intervenciones terapéuticas. Las ICO tienen el potencial de ayudar en el tratamiento de afecciones como la enfermedad de Parkinson, la epilepsia y la depresión, modulando la actividad neuronal y restaurando la función cerebral adecuada. Mediante la monitorización y la retroalimentación en tiempo real, las ICO pueden ayudar a los médicos a adaptar los tratamientos a cada paciente, lo que conduce a intervenciones más precisas y eficaces. Este enfoque personalizado de la asistencia sanitaria representa un importante cambio de paradigma, que avanza hacia terapias específicas que abordan las causas profundas de los trastornos neurológicos en lugar de limitarse a tratar los síntomas. La integración de las ICO en la asistencia sanitaria ha abierto posibilidades para mejorar la comunicación y la interacción de las personas con limitaciones físicas. Utilizando la neurotecnología, las personas con discapacidades graves pueden comunicarse más eficazmente, expresar sus pensamientos y relacionarse con el mundo de formas que antes eran imposibles. Las ICO han desempeñado un papel decisivo en el desarrollo de videojuegos y experiencias de realidad virtual controlados por la mente, ofreciendo oportunidades de entretenimiento y ocio a personas con movilidad o destreza limitadas. Esta intersección de tecnología y asistencia sanitaria subraya el potencial transformador de la neurotecnología para mejorar la calidad de vida de diversas poblaciones y ampliar los límites de las capacidades humanas.

Neurorrehabilitación

La neurorrehabilitación desempeña un papel crucial en el campo de las ICO, ya que su objetivo es restaurar o mejorar la función neuronal mediante intervenciones tecnológicas. Este enfoque innovador utiliza la tecnología ICO para ayudar a las personas con deficiencias neurológicas a recuperar las capacidades perdidas o mejorar su calidad de vida. Aprovechando los principios de la neuroplasticidad, los programas de neurorrehabilitación pueden adaptar y optimizar los sistemas de ICO para que se ajusten a las necesidades específicas de cada paciente, facilitando intervenciones personalizadas y específicas. Mediante una combinación de neurorretroalimentación, imaginería motora y entrenamiento cognitivo, las personas sometidas a neurorrehabilitación pueden interactuar activamente con los sistemas de ICO para reentrenar las vías neuronales y promover la recuperación. La integración de la neurorrehabilitación y la tecnología ICO es muy prometedora para mejorar el proceso de rehabilitación de personas con diversas afecciones neurológicas, como derrames cerebrales o lesiones cerebrales traumáticas. Al permitir la comunicación directa entre el cerebro y los dispositivos externos, los sistemas de ICO pueden aumentar las terapias de rehabilitación tradicionales, ofreciendo nuevas vías para mejorar la función motora, las capacidades cognitivas y el bienestar general. Mediante la retroalimentación en tiempo real y los algoritmos adaptativos, los sistemas ICO pueden ayudar a los pacientes a realizar las tareas de rehabilitación con mayor eficacia, aumentando la motivación y el compromiso en el proceso de recuperación. Esta relación simbiótica entre la neurorrehabilitación y la tecnología ICO abre posibilidades apasionantes para superar los retos físicos y cognitivos de un modo más eficaz y holístico. La sinergia entre la neurorrehabilitación y la tecnología ICO supone un cambio de paradigma en el enfoque de la rehabilitación neurológica, ofreciendo nuevas esperanzas y oportunidades a las personas con diversas afecciones neurológicas. La naturaleza personalizada y adaptable de los sistemas de ICO, junto con los principios de la neuroplasticidad y las intervenciones dirigidas, subrayan el potencial transformador de este enfoque integrado para mejorar los resultados y aumentar la calidad de vida de los pacientes. A medida que los avances tecnológicos sigan perfeccionando y ampliando las capacidades de los sistemas de ICO, el futuro de la neurorrehabilitación promete revolucionar el campo de la rehabilitación y capacitar a las personas para superar los retos neurológicos con una eficiencia y eficacia sin precedentes.

Neuroprótesis

Las neuroprótesis pueden revolucionar el campo de la tecnología médica al proporcionar a las personas con discapacidad motora grave la capacidad de recuperar el control de sus movimientos. Mediante el uso de ICO, las neuroprótesis permiten a los pacientes manejar miembros artificiales, sillas de ruedas u otros dispositivos de asistencia a través de señales neuronales directas. Al implantar sensores en el cerebro que detectan la actividad neuronal relacionada con las intenciones de movimiento, la tecnología ICO puede descodificar estas señales y traducirlas en órdenes procesables para los dispositivos protésicos. Esta integración perfecta del control neural con la tecnología externa abre nuevas posibilidades para mejorar la calidad de vida de las personas con limitaciones físicas. Uno de los principales beneficios de la neuroprótesis es la mejora significativa de la autonomía e independencia de los pacientes con discapacidades motoras. Al evitar las vías neurales dañadas o deterioradas, la tecnología ICO permite a las personas realizar tareas cotidianas e interactuar con su entorno de formas que antes eran imposibles. Esta nueva libertad puede tener un profundo impacto en el bienestar mental y emocional de los pacientes, permitiéndoles llevar una vida más plena y activa. Las neuroprótesis tienen el potencial de permitir que las personas recuperen el sentido de la acción y el control sobre sus cuerpos, restaurando un nivel de funcionalidad que antes se creía perdido. El desarrollo de las neuroprótesis representa una notable intersección de neurociencia, ingeniería e innovación médica, con el potencial de transformar la forma en que percibimos e interactuamos con la tecnología. A medida que avanza el campo de la neurotecnología, el futuro de la neuroprótesis promete nuevas mejoras de la funcionalidad, la destreza y la adaptabilidad. Al abordar los retos y limitaciones actuales de la tecnología ICO, los investigadores pueden allanar el camino para una integración más fluida e intuitiva de la neuroprótesis en la vida cotidiana. Mientras navegamos por las implicaciones éticas y sociales de esta tecnología innovadora, es esencial permanecer vigilantes para garantizar que los beneficios de la neuroprótesis se distribuyan equitativamente y que se salvaguarden la autonomía y la privacidad de las personas. El futuro de la neuroprótesis encierra un inmenso potencial para transformar la vida de las personas con discapacidad motriz y remodelar el panorama de la tecnología asistencial.

Diagnóstico Neural por la Imagen

Los avances en la obtención de imágenes neuronales han revolucionado el campo del diagnóstico, permitiendo una identificación más precisa y oportuna de diversas afecciones neurológicas. Técnicas como la resonancia magnética funcional (RMf) y la tomografía por emisión de positrones (TEP) proporcionan información valiosa sobre la actividad cerebral y pueden ayudar a diferenciar entre distintos trastornos. Analizando el flujo sanguíneo y la actividad metabólica en regiones cerebrales concretas, los médicos pueden diagnosticar con mayor precisión afecciones como la enfermedad de Alzheimer, el ictus o la epilepsia. Las imágenes neuronales también han permitido la detección precoz de afecciones como los tumores cerebrales, lo que conduce a una intervención más rápida y mejores resultados para los pacientes. Las técnicas de imagen neuronal han mejorado la comprensión de los mecanismos subyacentes de ciertos trastornos neurológicos, facilitando estrategias de tratamiento más específicas. Las imágenes con tensor de difusión (ITD) permiten visualizar los tractos de materia blanca del cerebro, lo que ayuda a diagnosticar enfermedades como la esclerosis múltiple o las lesiones cerebrales traumáticas. Al identificar anomalías estructurales o alteraciones en las vías neuronales, los médicos pueden adaptar los planes de tratamiento para abordar problemas específicos, mejorando la eficacia general de las intervenciones. Por tanto, las imágenes neuronales no sólo han mejorado la precisión diagnóstica, sino que también han allanado el camino para intervenciones médicas personalizadas y precisas en neurología. Además de las aplicaciones clínicas, la neuroimagen desempeña un papel crucial en la investigación y el desarrollo de nuevas herramientas diagnósticas y tratamientos para los trastornos neurológicos. Al proporcionar una visión detallada de la función y estructura cerebrales, las técnicas de imagen contribuyen a la identificación de biomarcadores y posibles dianas terapéuticas. Los investigadores pueden utilizar las imágenes neuronales para controlar la progresión de las enfermedades, evaluar la eficacia de las intervenciones y valorar el impacto de los nuevos tratamientos. La integración de las tecnologías avanzadas de imagen con la IA y los algoritmos de aprendizaje automático mejora aún más las capacidades de diagnóstico en neurología, permitiendo una identificación más precisa y eficaz de las afecciones neurológicas. Las imágenes neuronales siguen impulsando la innovación en el diagnóstico y el tratamiento, ofreciendo nuevos horizontes para la medicina personalizada y la mejora de la atención al paciente.

V. CONSIDERACIONES ÉTICAS EN NEUROTECNOLOGÍA

Uno de los aspectos críticos que hay que tener en cuenta cuando se habla de neurotecnología, en particular de ICO, son las implicaciones éticas que se derivan de la manipulación directa del cerebro humano. A medida que avanza la tecnología y se difuminan las fronteras entre el hombre y la máquina, las cuestiones relativas a la privacidad, la autonomía y el consentimiento se hacen cada vez más pertinentes. El uso de las ICO suscita preocupación por la posible explotación de los datos neuronales, así como por los riesgos de un acceso no autorizado a los pensamientos y sentimientos más íntimos de un individuo. La idea de mejorar las capacidades cognitivas o alterar los estados emocionales mediante la intervención neural directa abre la caja de Pandora de los dilemas éticos, desafiando nuestras propias nociones de identidad y agencia. Además de la preocupación por la privacidad, la dependencia de la neurotecnología para las actividades cotidianas plantea un importante reto ético en términos de dependencia tecnológica y abuso potencial. A medida que las personas dependen cada vez más de las ICO con fines de comunicación, entretenimiento e incluso médicos, se cierne sobre ellas el riesgo de perder el control sobre sus propios pensamientos y acciones. El acceso desigual a las neurotecnologías avanzadas podría exacerbar las desigualdades sociales existentes, creando una brecha entre los que pueden permitirse mejoras de vanguardia y los que se quedan atrás. Abordar estos dilemas éticos es crucial para garantizar que los beneficios de la neurotecnología se distribuyan equitativamente y no perjudiquen inadvertidamente a las poblaciones vulnerables. A pesar de los retos éticos que plantea la neurotecnología, también existe un inmenso potencial para mejorar la calidad de la vida humana y abrir nuevas posibilidades a la humanidad. Entablando un diálogo reflexivo y estableciendo marcos éticos sólidos, podemos aprovechar el poder transformador de las ICO para mejorar la asistencia sanitaria, capacitar a las personas con discapacidades e incluso ampliar nuestra comprensión de la conciencia y la cognición. Navegando por el complejo terreno de las consideraciones éticas en neurotecnología, podemos dar forma a un futuro en el que la tecnología sirva de herramienta para el florecimiento humano, en lugar de ser fuente de división y daño.

Privacidad y seguridad de los datos

La privacidad y la seguridad de los datos son preocupaciones primordiales en el ámbito de las ICO. A medida que estas tecnologías avanzan y se integran más en la vida cotidiana, la posibilidad de que se intercepten o se utilicen indebidamente datos neuronales sensibles plantea importantes cuestiones éticas y jurídicas. La propia naturaleza de las ICO implica el acceso directo a la actividad cerebral de un individuo, lo que suscita preocupaciones sobre la protección de los pensamientos y la información personales. Garantizar un cifrado sólido y un almacenamiento seguro de los datos neuronales es esencial para salvaguardar la privacidad de los usuarios y evitar accesos no autorizados. La interconexión de las ICO con dispositivos y redes externas introduce vulnerabilidades que pueden ser explotadas por agentes malintencionados. A medida que las ICO siguen evolucionando y se interconectan más con el Internet de las cosas (IoT), aumenta el riesgo de ciberataques dirigidos a las interfaces neurales. Garantizar la integridad y seguridad de la transmisión de datos entre el cerebro y los dispositivos externos es crucial para evitar el acceso no autorizado y la posible manipulación de las señales neuronales. Implementar protocolos de encriptación de datos y medidas de seguridad estrictas es esencial para proteger a los usuarios de las violaciones de la privacidad y el robo de datos. Las implicaciones éticas de la seguridad de los datos en la tecnología de la ICO van más allá de la privacidad individual y se extienden a preocupaciones sociales más amplias. El potencial de vigilancia masiva y la explotación de los datos neuronales con fines comerciales o políticos plantean dilemas éticos sobre el consentimiento, la autonomía y los derechos de las personas. A medida que la tecnología ICO se generaliza en diversos sectores, como la sanidad, los juegos y la comunicación, es imperativo establecer directrices y normativas claras para proteger la privacidad y la seguridad de los datos. Lograr un equilibrio entre la innovación y las consideraciones éticas será esencial para aprovechar todo el potencial de las ICO, salvaguardando al mismo tiempo la privacidad y respetando las normas éticas.

Consentimiento informado y autonomía

Una de las consideraciones éticas clave en la utilización de las ICO es la cuestión del consentimiento informado y la autonomía. El consentimiento informado se refiere al proceso en el que se proporciona a los individuos información relevante sobre un procedimiento o tecnología concretos y se les da la oportunidad de tomar una decisión voluntaria sobre si participar o no. Esto es especialmente importante en el contexto de la ICO, ya que la tecnología implica el acceso directo a la actividad cerebral de una persona y puede influir en sus pensamientos y acciones.

Garantizar que las personas comprendan plenamente las implicaciones del uso de la ICO y tengan autonomía para tomar decisiones con conocimiento de causa es esencial para defender sus derechos y su dignidad. El concepto de autonomía desempeña un papel importante en las consideraciones éticas en torno a la ICO. La autonomía se refiere a la capacidad de un individuo para tomar decisiones y emprender acciones basadas en sus propios valores y creencias, libre de influencias indebidas o coacciones. En lo que respecta a la ICO, la tecnología tiene la capacidad de influir no sólo en las capacidades físicas de una persona, sino también en sus procesos cognitivos y emocionales. Por ello, salvaguardar la autonomía es primordial, ya que las personas deben tener la libertad de controlar cómo se recogen, utilizan y comparten sus datos neuronales. Esto garantiza que los individuos conserven la capacidad de decidir sobre sus propios pensamientos y comportamientos, incluso en presencia de tecnología avanzada que puede interactuar directamente con el cerebro. Navegar por el complejo terreno del consentimiento informado y la autonomía en el ámbito de la ICO requiere un delicado equilibrio entre el fomento de la innovación y la salvaguarda de los derechos individuales. Estableciendo directrices claras para obtener el consentimiento informado y proteger la autonomía, podemos crear un marco que respete la dignidad y la autodeterminación de las personas que utilizan la tecnología de ICO. Mientras seguimos explorando el potencial de las ICO para mejorar las capacidades humanas, es imperativo que demos prioridad a las consideraciones éticas para garantizar que se maximizan los beneficios de la tecnología al tiempo que se minimizan los riesgos potenciales y las infracciones de la autonomía individual.

Equidad y acceso a los avances neurotecnológicos

A medida que los avances neurotecnológicos siguen superando los límites, la cuestión de la equidad y el acceso se hace cada vez más pertinente. El desarrollo de las ICO tiene el potencial de revolucionar las interacciones hombre-máquina, ofreciendo nuevas oportunidades a las personas con limitaciones físicas o deficiencias neurológicas. La distribución de estos avances no es equitativa, lo que plantea problemas de accesibilidad e imparcialidad. Como ocurre con muchas tecnologías emergentes, existe el riesgo de que sólo algunos grupos privilegiados se beneficien de las ICO, mientras que otros se quedan atrás. Esto pone de relieve la importancia de abordar la equidad en el desarrollo y despliegue de los avances neurotecnológicos para garantizar que los beneficios se reparten equitativamente entre todos los miembros de la sociedad. Garantizar un acceso equitativo a las ICO implica tener en cuenta no sólo el acceso físico, sino también cuestiones de asequibilidad, usabilidad e inclusividad. Las personas de comunidades marginadas pueden enfrentarse a barreras como el coste, la falta de conocimientos técnicos o las diferencias culturales, que les impiden beneficiarse plenamente de los avances neurotecnológicos. Es crucial abordar estas disparidades diseñando ICO teniendo en cuenta las diversas necesidades de los usuarios, llevando a cabo programas de divulgación para educar a las poblaciones marginadas y aplicando políticas que promuevan la inclusión y la accesibilidad. Colaborando activamente con una amplia gama de partes interesadas, incluidas las de comunidades infrarrepresentadas, los desarrolladores pueden garantizar que las ICO se diseñen y distribuyan de forma que promuevan la equidad y la justicia social. Nunca se insistirá lo suficiente en el imperativo ético de garantizar la equidad y el acceso a los avances neuro-tecnológicos. A medida que las ICO se integran más en nuestra vida cotidiana, es esencial tener en cuenta cómo pueden afectar estas tecnologías a las distintas poblaciones y luchar por la inclusión y la justicia en su desarrollo y despliegue. Abordando de frente los retos de la equidad y el acceso, podemos trabajar por un futuro en el que los avances neurotecnológicos beneficien a todos los miembros de la sociedad, independientemente de su origen o circunstancias. Sólo mediante un esfuerzo concertado para promover la equidad y el acceso podremos aprovechar todo el potencial de las ICO para mejorar la calidad de vida de toda la humanidad.

VI. LA NEUROTECNOLOGÍA EN LA MEJORA COGNITIVA

La neurotecnología ha allanado el camino para la mejora cognitiva mediante el desarrollo de las ICO, ofreciendo vías prometedoras para revolucionar la interacción humana con la tecnología. A medida que estas tecnologías siguen evolucionando, su potencial para aumentar las capacidades cognitivas tiene implicaciones significativas para diversos campos, desde la sanidad al entretenimiento. La integración perfecta de las ICO en la vida cotidiana podría ofrecer oportunidades sin precedentes para mejorar la comunicación, la movilidad y la calidad de vida en general de las personas con limitaciones físicas o trastornos neurológicos. Uno de los aspectos más atractivos de la neurotecnología en la mejora cognitiva es su aplicación en el ámbito médico y terapéutico. Las ICO han demostrado un gran potencial en el tratamiento de discapacidades motoras, permitiendo a las personas controlar prótesis y dispositivos mediante señales neurales directas. Estas interfaces han demostrado su eficacia en la neurorrehabilitación de pacientes con ictus, ofreciendo nuevas esperanzas para recuperar las funciones motoras perdidas. La capacidad de las ICO para interactuar directamente con el cerebro abre vías prometedoras para tratar una amplia gama de trastornos neurológicos y psiquiátricos, revolucionando potencialmente el campo de la neuromedicina. Más allá del ámbito sanitario, la integración de las ICO en el entretenimiento y la comunicación presenta posibilidades apasionantes para mejorar la experiencia humana. Desde los videojuegos controlados por la mente hasta las experiencias inmersivas de realidad virtual, estas tecnologías ofrecen nuevas formas de interactuar con los medios de entretenimiento y crear experiencias interactivas. Las ICO tienen el potencial de revolucionar la comunicación de las personas con limitaciones físicas, ofreciendo medios mejorados de expresar pensamientos e ideas. A medida que la neurotecnología siga avanzando, los límites entre la cognición humana y las interfaces tecnológicas pueden difuminarse, abriendo nuevos horizontes para la mejora cognitiva y la interacción persona-máquina.

Aumento de memoria

A medida que avanzan las tecnologías de aumento de la memoria, han surgido preocupaciones sobre las posibles implicaciones éticas del acceso, almacenamiento y manipulación de los recuerdos. La capacidad de alterar o borrar recuerdos plantea cuestiones sobre el consentimiento, la autonomía y el potencial de abuso. En una sociedad en la que los recuerdos se digitalizan cada vez más, las cuestiones sobre los derechos de propiedad y privacidad también pasan a primer plano. Es crucial establecer directrices y normativas éticas sólidas que rijan el uso de las tecnologías de aumento de la memoria para garantizar la protección de los derechos y el bienestar de las personas. La integración de las tecnologías de aumento de memoria en la vida cotidiana plantea importantes consideraciones sociales. La posibilidad de mejorar las capacidades cognitivas mediante el aumento de la memoria puede crear una brecha entre quienes tienen acceso a dichas tecnologías y quienes no. Esto podría exacerbar las desigualdades existentes y dar lugar a una nueva forma de elitismo cognitivo. El impacto de depender de dispositivos externos para almacenar y recuperar la memoria puede afectar a la capacidad de los individuos para formar conexiones significativas y participar en el pensamiento crítico. Es esencial considerar detenidamente las implicaciones sociales de la adopción generalizada de tecnologías de aumento de memoria para fomentar una sociedad más equitativa e integradora. El aumento de la memoria promete revolucionar la forma en que interactuamos con nuestras capacidades cognitivas y las utilizamos. Desde mejorar el aprendizaje y el rendimiento cognitivo hasta proporcionar asistencia personalizada a las personas con problemas de memoria, las aplicaciones potenciales de las tecnologías de aumento de memoria son enormes. Como ocurre con cualquier avance tecnológico, es fundamental abordar el desarrollo y la aplicación de estas tecnologías con una mirada crítica hacia las consideraciones éticas, las repercusiones sociales y el bienestar general de las personas. Si se afrontan estos retos de forma reflexiva y responsable, el aumento de la memoria puede mejorar significativamente la calidad de vida de las personas y abrir nuevas posibilidades a la humanidad en su conjunto.

Entrenamiento en habilidades cognitivas

A medida que el entrenamiento de habilidades cognitivas sigue ganando terreno en el campo de la neurociencia, los investigadores exploran métodos innovadores para mejorar diversos aspectos de la función cognitiva. Uno de los enfoques que más atención ha suscitado es el uso de las ICO para centrarse en capacidades cognitivas específicas. Aprovechando los principios de la neuroplasticidad, las ICO pueden diseñarse para facilitar el entrenamiento cognitivo mediante retroalimentación en tiempo real y tareas interactivas. Estos programas de entrenamiento pueden adaptarse para abordar diferentes dominios cognitivos como la memoria, la atención y las funciones ejecutivas, proporcionando una experiencia de aprendizaje personalizada y adaptable a las personas que buscan mejorar sus capacidades cognitivas. La integración del entrenamiento de habilidades cognitivas con las ICO es prometedora para mejorar el rendimiento cognitivo en diversas poblaciones, como personas con trastornos neurológicos, adultos mayores e incluso personas sanas que buscan optimizar sus capacidades mentales. Aprovechando el poder de la neurotecnología, las personas pueden realizar ejercicios de entrenamiento cognitivo específicos que estimulan las redes neuronales asociadas a funciones cognitivas concretas. Este enfoque específico no sólo mejora las habilidades cognitivas, sino que también fomenta la neuroplasticidad y la rehabilitación neuronal, lo que conduce a mejoras duraderas del rendimiento cognitivo. La combinación del entrenamiento de habilidades cognitivas con las ICO abre nuevas vías para explorar el potencial de la mejora neural y el aumento cognitivo. A medida que la tecnología sigue avanzando, los investigadores están ampliando los límites de lo que es posible en términos de optimización de la función cognitiva mediante la neurorretroalimentación y las interacciones cerebro-ordenador. Aprovechando las capacidades adaptativas del cerebro y la tecnología de vanguardia, es posible que pronto las personas puedan desbloquear nuevos niveles de potencial cognitivo, revolucionando la forma en que pensamos sobre la cognición y la inteligencia humana. Con más investigación y desarrollo en este campo, el futuro del entrenamiento de habilidades cognitivas con ICO es inmensamente prometedor para mejorar las capacidades cognitivas y liberar todo el potencial del cerebro humano.

Implicaciones éticas de la mejora cognitiva

A medida que el campo de la mejora cognitiva sigue avanzando, las consideraciones éticas en torno al uso de tecnologías como las ICO cobran cada vez más importancia. Una implicación ética clave es el potencial de desigualdad y división social que puede surgir del acceso desigual a las tecnologías de mejora cognitiva. Si sólo unos pocos privilegiados tienen acceso a tecnologías que mejoran las capacidades cognitivas, podrían exacerbarse las disparidades sociales existentes y crearse una nueva forma de discriminación basada en el estatus de mejora cognitiva. Esto plantea cuestiones sobre la equidad, la justicia y la distribución de los recursos en un futuro en el que la mejora cognitiva esté muy extendida. Otra preocupación ética relacionada con la mejora cognitiva mediante ICO es la cuestión de la autonomía y la identidad personal. Al manipular directamente la función cerebral para mejorar las capacidades cognitivas, los individuos pueden correr el riesgo de perder el sentido de la autonomía y la autenticidad. El uso de las ICO para mejorar la función cognitiva plantea cuestiones sobre la verdadera naturaleza de la identidad personal y sobre si los individuos pueden reclamar realmente el mérito de sus capacidades cognitivas mejoradas si se aumentan artificialmente. Esta difuminación de los límites entre las capacidades cognitivas naturales y las mejoradas plantea importantes cuestiones sobre la identidad personal y la naturaleza de la humanidad en un mundo en el que las tecnologías de mejora cognitiva son omnipresentes. Las implicaciones éticas de las tecnologías de mejora cognitiva se extienden a cuestiones de seguridad, privacidad y consentimiento. A medida que las ICO se vuelven más sofisticadas y capaces de interactuar directamente con el cerebro humano, la preocupación por la posibilidad de abuso, piratería informática y acceso no autorizado a los datos neuronales se hace más acuciante. Salvaguardar la privacidad y seguridad de los datos neuronales recogidos y procesados por las ICO es crucial para garantizar el uso ético de estas tecnologías. Obtener el consentimiento informado de las personas que deciden someterse a procedimientos de mejora cognitiva con ICO es esencial para defender los principios de autonomía y respeto de los derechos individuales. Abordar estos retos éticos será esencial para aprovechar todo el potencial de las tecnologías de mejora cognitiva, minimizando al mismo tiempo los posibles daños y riesgos para la sociedad.

VII. NEUROTECNOLOGÍA E INTERACCIÓN HOMBRE-MÁQUINA

La neurotecnología ha hecho avances significativos en los últimos años, lo que ha llevado al desarrollo de las ICO, que tienen el potencial de revolucionar la interacción persona-máquina. Estas interfaces tienden un puente entre el cerebro humano y los dispositivos externos, permitiendo una comunicación y un control sin fisuras. La evolución de esta tecnología desde sus primeras etapas hasta los sofisticados sistemas actuales es un testimonio de los progresos realizados en neurociencia e ingeniería. Los investigadores han profundizado en la comprensión de las complejidades del cerebro, allanando el camino a nuevas posibilidades en áreas como el tratamiento médico, la comunicación y el entretenimiento. Uno de los componentes clave de las ICO es el intrincado proceso mediante el cual las señales neuronales se traducen en órdenes procesables para dispositivos externos. Utilizando sensores, técnicas de procesamiento de señales y algoritmos de descodificación, las ICO permiten a las personas controlar la tecnología sólo con el pensamiento. Los distintos tipos de ICO, como las interfaces invasivas y no invasivas, ofrecen distintos niveles de precisión y accesibilidad a los usuarios. Con los continuos avances de esta tecnología, las aplicaciones potenciales en diversos campos, como la sanidad, los juegos y la comunicación, están en continua expansión. La integración de las ICO en la vida cotidiana presenta tanto oportunidades apasionantes como retos éticos. Aunque las ICO prometen mejorar la calidad de vida de las personas con discapacidad y aumentar el potencial humano, persiste la preocupación por la privacidad, la seguridad y las implicaciones éticas de la manipulación de los datos neuronales. Mientras navegamos por este nuevo y valiente mundo de la neurotecnología, es imperativo abordar estas cuestiones éticas y sociales para garantizar que se puedan maximizar los beneficios de las ICO al tiempo que se minimizan los riesgos potenciales. El futuro de la humanidad puede estar determinado por la coevolución de los seres humanos y la tecnología, y las ICO desempeñan un papel fundamental en este viaje transformador.

Realidad Aumentada y Realidad Virtual

A medida que las tecnologías de realidad aumentada y realidad virtual siguen avanzando, están a punto de revolucionar la forma en que los seres humanos interactúan con el mundo digital. La RA mejora el mundo real superponiendo información digital sobre él, mientras que la RV crea entornos inmersivos y artificiales. Ambas tecnologías tienen una amplia gama de aplicaciones, desde el entretenimiento y los juegos hasta la educación, la sanidad y la formación industrial. La adopción de la RA y la RV aumenta constantemente, y las empresas invierten en el desarrollo de plataformas de RA y RV para diversos sectores. Una de las principales ventajas de la RA y la RV es su capacidad para proporcionar experiencias inmersivas que pueden mejorar el aprendizaje y la formación. En la educación, la RA y la RV pueden transportar a los estudiantes a acontecimientos históricos, al espacio exterior o a mundos microscópicos, mejorando el compromiso y la retención de conocimientos. En sanidad, los cirujanos pueden utilizar la RA para visualizar datos de imágenes médicas en tiempo real durante las intervenciones, mejorando la precisión y los resultados para los pacientes. La RA y la RV pueden ayudar a las personas con discapacidades pro-porcionándoles entornos simulados para la terapia y la rehabi-litación, abriendo nuevas posibilidades de atención personali-zada. A pesar de sus muchas ventajas, las tecnologías de RA y RV también presentan retos que deben abordarse. Cuestiones como los problemas de privacidad, las consideraciones éticas y los posibles efectos negativos sobre la salud mental deben ges-tionarse cuidadosamente a medida que estas tecnologías se ge-neralizan. El coste y la accesibilidad del hardware de RA y RV siguen siendo obstáculos para su adopción masiva. A medida que estas tecnologías sigan evolucionando, las partes interesa-das deben trabajar juntas para garantizar que la RA y la RV se desarrollen de forma responsable y sostenible, maximizando su potencial para mejorar las experiencias humanas en la era di-gital.

Neurofeedback en el juego

La neurorretroalimentación en los juegos ha recibido reciente-mente una atención considerable como enfoque prometedor para mejorar la experiencia de juego. Utilizando las ICO, los ju-gadores pueden interactuar con los juegos utilizando su activi-dad cerebral, lo que abre un nuevo abanico de posibilidades tanto para los desarrolladores de juegos como para los jugado-res. Los sistemas de neurorretroalimentación permiten monito-rizar la actividad cerebral en tiempo real, proporcionando infor-mación valiosa sobre los estados cognitivos y emocionales del jugador. Estos datos pueden utilizarse para adaptar la expe-riencia de juego, creando experiencias de juego más inmersivas y personalizadas. Una de las principales ventajas de incorporar la neuroretroalimentación a los juegos es su potencial para mejorar las capacidades cognitivas y la regulación emocional de los jugadores. Al proporcionar información sobre la actividad cerebral, los jugadores pueden aprender a controlar mejor sus procesos cognitivos, como la atención y la memoria, lo que mejora su rendimiento en los juegos. La neuroretroalimentación puede ayudar a controlar los niveles de estrés y ansiedad durante el juego, promoviendo una experiencia de juego más agradable y satisfactoria. Este aspecto de la neuroretroalimentación en los juegos tiene importantes implicaciones para el futuro desarrollo de juegos que puedan adaptarse al estado mental del jugador en tiempo real. La integración de la neurorretroalimentación en los juegos es prometedora para mejorar el bienestar general de los jugadores promoviendo la atención plena y la autoconciencia. Mediante el uso de ICO, los jugadores pueden participar en juegos que fomentan la relajación, la concentración y la regulación emocional, promoviendo una sensación de bienestar mental. Este novedoso enfoque de los juegos no sólo ofrece valor de entretenimiento, sino que también tiene el potencial de contribuir al campo más amplio de la salud mental y el bienestar. A medida que la tecnología de neurorretroalimentación sigue evolucionando, las posibilidades de aprovechar la actividad cerebral en los juegos son enormes, abriendo nuevos horizontes para el futuro del entretenimiento interactivo.

Implicaciones para la educación y la formación
A medida que el campo de la neurotecnología sigue avanzando, las implicaciones para la educación y la formación son cada vez más significativas. Las ICO pueden revolucionar la forma en que

los estudiantes aprenden e interactúan con el material educativo. Al interactuar directamente con el cerebro, las ICO pueden proporcionar información en tiempo real sobre la comprensión y el compromiso del alumno, permitiendo experiencias de aprendizaje personalizadas adaptadas a las necesidades y capacidades individuales. Esta adaptabilidad podría conducir a resultados de aprendizaje más eficientes y eficaces, ya que los educadores pueden ajustar sus métodos de enseñanza basándose en los datos recogidos de las ICO. La integración de las ICO en entornos educativos podría mejorar la accesibilidad de las personas con discapacidad, permitiéndoles participar plenamente en actividades de aprendizaje que antes eran inaccesibles. Los alumnos con discapacidades físicas que afectan a su capacidad para comunicarse o manipular herramientas de aprendizaje tradicionales podrían utilizar las ICO para interactuar con el software y los recursos educativos de una forma más eficaz e independiente. Esta inclusividad puede crear un entorno educativo más equitativo, garantizando que todos los alumnos tengan la oportunidad de prosperar y tener éxito académicamente. Además de mejorar la experiencia de aprendizaje, las ICO también pueden utilizarse en programas de formación y desarrollo profesional. En campos como la sanidad o la aviación, donde la toma de decisiones rápidas y las acciones precisas son cruciales, las ICO pueden utilizarse para proporcionar información en tiempo real sobre el rendimiento cognitivo y físico de una persona. Este nivel de entrenamiento basado en datos puede ayudar a las personas a perfeccionar sus habilidades y mejorar su rendimiento general en situaciones de alto riesgo. La integración de las ICO en la educación y la formación tiene un inmenso potencial para mejorar los resultados del aprendizaje, promover la inclusión y optimizar el desarrollo profesional en diversos campos.

VIII. NEUROTECNOLOGÍA Y NEUROÉTICA

A medida que la neurotecnología sigue avanzando, el campo de la neuroética también está recibiendo una atención destacada. Las consideraciones éticas en torno al uso de las ICO se han convertido en un aspecto crucial de los debates sobre el futuro de la neurotecnología. Cuestiones como la privacidad y seguridad de los datos neuronales, los riesgos potenciales de dependencia y abuso de la tecnología y las implicaciones éticas de manipular directamente el cerebro humano son complejas y polifacéticas. Estos dilemas éticos deben abordarse cuidadosamente para garantizar que se maximizan los beneficios de la tecnología ICO al tiempo que se minimizan los daños potenciales para los individuos y la sociedad en su conjunto. La integración de las ICO en la vida cotidiana plantea importantes cuestiones sobre el impacto en la sociedad y la coevolución de los seres humanos y la tecnología. A medida que estas tecnologías se vuelven más omnipresentes, es esencial considerar cómo pueden influir en la dinámica social, las relaciones interpersonales e incluso el concepto de identidad personal. El potencial transformador de las ICO para mejorar la calidad de vida de las personas con discapacidades y trastornos neurológicos es innegable. Hay que considerar cuidadosamente las implicaciones sociales más amplias de la adopción generalizada de la ICO, incluidas las cuestiones relacionadas con la equidad, el acceso y el potencial para exacerbar las desigualdades existentes. Aunque el futuro de las ICO es muy prometedor para mejorar las capacidades humanas y la calidad de vida, es crucial abordar su desarrollo y aplicación teniendo muy en cuenta los retos éticos y sociales que plantean. Fomentando la colaboración inter-disciplinar entre neurocientíficos, ingenieros, especialistas en ética, responsables políticos y otras partes interesadas, pode-mos garantizar que la neurotecnología se desarrolle y utilice de forma que se ajuste a los principios éticos, respete los derechos individuales y promueva el bien social. Si afrontamos estos retos con seriedad, podremos aspirar a un futuro en el que la neuro-tecnología mejore el potencial humano de forma ética, equita-tiva y sostenible.

Neurodiversidad e inclusión

El concepto de neurodiversidad hace hincapié en la idea de que las diferencias neurológicas, como las que presentan las perso-nas con autismo, TDAH o dislexia, deben reconocerse y respe-tarse como parte de la variación natural de la cognición hu-mana. La inclusión en el contexto de la neurodiversidad implica crear entornos que acomoden y celebren estas diferencias, en lugar de intentar obligar a las personas a ajustarse a las normas neurotípicas. Al acoger la neurodiversidad, las organizaciones pueden fomentar la creatividad, la innovación y la capacidad de resolver problemas que pueden no estar presentes en un grupo homogéneo. Un aspecto clave del fomento de la inclusión dentro de la neurodiversidad es proporcionar adaptaciones razonables y apoyo a las personas con diversos perfiles neurológicos. Esto puede incluir disposiciones laborales flexibles, espacios adapta-dos a los sentidos, estrategias de comunicación claras y progra-mas de formación para que los colegas neurotípicos comprendan y apoyen mejor a sus compañeros neurodivergentes. Al ha-cer estas adaptaciones, las organizaciones pueden crear un en-torno de trabajo más inclusivo y solidario en el que todas las personas puedan prosperar y aportar sus perspectivas y talentos únicos. Para promover realmente la inclusión dentro de la neurodiversidad, es esencial que las organizaciones adopten una cultura de aceptación, comprensión y empatía hacia las personas con perfiles neurológicos diversos. Esto implica cuestionar los estereotipos y los prejuicios, promover la educación y la concienciación sobre la neurodiversidad, y buscar y valorar activamente las aportaciones de las personas neurodivergentes. Al fomentar una cultura de inclusión y comprensión, las organizaciones pueden crear una plantilla más equitativa y diversa que aproveche todo el potencial de todas las personas, independientemente de sus diferencias neurológicas. Adoptar la neurodiversidad y la inclusividad puede conducir a una organización más vibrante, innovadora y exitosa, que se beneficie de los talentos y perspectivas únicos de todos sus miembros.

Neuroexistencialismo e identidad

El neuroexistencialismo y la identidad desempeñan un papel importante en el discurso en torno a la ICO y la neurotecnología. El neuroexistencialismo, un concepto filosófico que examina la intersección entre la neurociencia y las cuestiones existenciales sobre la identidad y la conciencia humanas, adquiere especial relevancia en el contexto de la ICO. A medida que los individuos empiezan a navegar por la integración de la tecnología con sus propios procesos cognitivos, surgen inevitablemente preguntas sobre el impacto en la identidad personal y la naturaleza de la existencia humana. La capacidad de controlar dispositivos externos o de comunicarse a través del pensamiento desafía las nociones tradicionales del yo y plantea dilemas éticos sobre la autenticidad de la agencia humana en un mundo mediado tecnológicamente. El concepto de identidad se complica aún más por la posibilidad de que la ICO altere o mejore las capacidades cognitivas, lo que suscita debates sobre los límites de la mejora humana y las implicaciones para la autonomía individual. Los pensadores neuroexistencialistas sostienen que la integración de la tecnología en nuestro cerebro difumina la distinción entre el yo y las herramientas externas, suscitando inquietudes sobre la autenticidad e integridad de la identidad personal en una realidad aumentada digitalmente. La capacidad de las ICO para acceder a la actividad neuronal y manipularla plantea cuestiones sobre la privacidad, el consentimiento y las implicaciones éticas de influir directamente en la función cerebral. A medida que los investigadores y desarrolladores siguen avanzando en la tecnología de las ICO, es crucial tener en cuenta las implicaciones existenciales y relacionadas con la identidad de estas innovaciones. Al abordar los aspectos neuroexistenciales de la ICO, podemos comprender mejor la compleja interacción entre la tecnología y la identidad humana, allanando el camino para la aplicación ética y responsable de la neurotecnología. Explorar las dimensiones filosóficas de la ICO a través de la lente del neuroexistencialismo puede enriquecer nuestra comprensión de la experiencia humana y guiarnos hacia un enfoque más reflexivo y matizado de la integración de la tecnología en nuestras vidas.

Regulación y gobernanza de las neurotecnologías

A medida que avanzan las neurotecnologías, la necesidad de una regulación y una gobernanza eficaces se convierte en primordial. Las complejidades de las ICO requieren una supervisión cuidadosa para garantizar un uso ético y mitigar los riesgos potenciales. Los gobiernos, los organismos reguladores y los líderes del sector deben colaborar para establecer marcos que aborden la privacidad de los datos, la seguridad y la responsabilidad en el desarrollo y despliegue de las neurotecnologías. Mediante la aplicación de normativas sólidas, las partes interesadas pueden fomentar la innovación, salvaguardando al mismo tiempo el bienestar de las personas que interactúan con las ICO. Una forma de regular las neurotecnologías consiste en establecer normas para la recogida, el almacenamiento y el intercambio de datos. Dada la naturaleza sensible de los datos neuronales, es esencial establecer directrices que protejan la privacidad del usuario e impidan el acceso no autorizado. La transparencia en el diseño y la funcionalidad de las ICO es crucial para generar confianza entre los usuarios y las partes interesadas. Una normativa clara puede ayudar a mitigar las preocupaciones en torno al uso indebido de la información neuronal y garantizar que las neurotecnologías se desarrollen y utilicen de forma ética. Los mecanismos de gobernanza deben abordar la distribución equitativa de los beneficios y riesgos asociados a las neurotecnologías. Dado que las ICO tienen el potencial de revolucionar la asistencia sanitaria, la comunicación y el entretenimiento, es vital considerar las implicaciones sociales de su adopción generalizada. Las partes interesadas deben entablar un diálogo para evaluar el impacto social de las ICO y aplicar políticas que promuevan la inclusión y la accesibilidad. Al dar prioridad al bienestar de las personas y las comunidades, los marcos normativos pueden guiar el desarrollo y el despliegue responsables de las neurotecnologías para la mejora de la sociedad.

IX. RETOS Y ORIENTACIONES FUTURAS DE LA NEUROTECNOLOGÍA

Uno de los principales retos a los que se enfrenta el campo de la neurotecnología es el desarrollo de ICO más avanzadas y precisas. Aunque en los últimos años se han logrado avances significativos, siguen existiendo limitaciones en cuanto a la velocidad, precisión y fiabilidad de las ICO actuales. Las futuras líneas de investigación en este campo se centrarán en mejorar las técnicas de procesamiento de señales, aumentar la resolución de las señales neuronales y explorar nuevos métodos de descodificación de la actividad cerebral. Estos avances serán cruciales para ampliar las aplicaciones potenciales de las ICO más allá del campo médico y llevarlas a ámbitos como la comunicación, el entretenimiento y la mejora cognitiva. Otro reto importante de la neurotecnología es garantizar que las implicaciones éticas y sociales se consideren cuidadosamente a medida que la tecnología sigue avanzando. Deben abordarse cuestiones de privacidad, seguridad y consentimiento para salvaguardar los derechos y la autonomía de las personas que utilizan ICO. Habrá que sortear cuidadosamente las preocupaciones sobre la dependencia de la tecnología, los posibles abusos y las implicaciones éticas de manipular directamente el cerebro humano. La investigación y el desarrollo futuros de la neurotecnología deben ir acompañados de sólidos marcos éticos y directrices reguladoras que garanticen que la tecnología se utiliza de forma responsable y ética. De cara al futuro, el campo de la neurotecnología promete revolucionar la interacción persona-máquina y mejorar la calidad de vida de las personas con discapacidad. A medida que las capacidades de las ICO sigan mejorando y ampliándose, podemos esperar ver una adopción más generalizada de la tecnología en diversos ámbitos. Desde las prótesis controladas por la mente hasta las experiencias inmersivas de realidad virtual, las aplicaciones potenciales de las ICO son amplias y variadas. Al abordar los retos actuales y aprovechar las oportunidades futuras, la neurotecnología tiene el potencial de transformar no sólo cómo interactuamos con la tecnología, sino también cómo comprendemos y aprovechamos el poder del cerebro humano.

Limitaciones e innovaciones tecnológicas

A medida que la neurotecnología sigue avanzando, los investigadores se enfrentan tanto a limitaciones tecnológicas como a oportunidades de innovación. Uno de los principales retos reside en el desarrollo de sensores más sofisticados que puedan captar e interpretar con precisión las señales neuronales. Esto es crucial para mejorar la velocidad y la precisión de las ICO en diversas aplicaciones, como el control de prótesis o el acceso a la información directamente desde el cerebro. La mejora de los algoritmos de descodificación utilizados en las ICO puede ayudar a traducir la actividad neuronal en órdenes significativas, mejorando en última instancia la experiencia del usuario y ampliando las aplicaciones potenciales de estos dispositivos. Las innovaciones en el procesamiento de señales también son clave para superar las limitaciones tecnológicas de la neurotecnología. Dado que las ICO generan grandes cantidades de datos a partir de señales neuronales, es esencial disponer de métodos de procesamiento eficientes para extraer la información relevante y traducirla en órdenes o comentarios procesables. Los avances en el aprendizaje automático y la IA han demostrado ser prometedores para mejorar el rendimiento de las ICO al permitir el análisis de datos en tiempo real y el procesamiento adaptativo de señales. Aprovechando estos enfoques innovadores, los investigadores pueden mejorar las capacidades de las ICO y abrir nuevas posibilidades en campos como la sanidad, la comunicación y el entretenimiento. La integración de materiales y tecnologías novedosos en las ICO presenta una vía apasionante para la innovación tecnológica. El uso de materiales flexibles y biocompatibles en las interfaces neurales puede aumentar la longevidad y fiabilidad de los dispositivos implantables, reduciendo el riesgo de daño tisular o rechazo inmunitario. La incorporación de tecnologías de comunicación inalámbrica puede permitir interacciones más fluidas entre el cerebro y los dispositivos externos, mejorando la experiencia general del usuario y su movilidad. Al superar estas limitaciones tecnológicas mediante la innovación continua, las ICO tienen un inmenso potencial para revolucionar la forma en que los seres humanos interactúan con la tecnología y mejorar la calidad de vida de las personas con discapacidades físicas o trastornos neurológicos.

Implicaciones éticas y sociales

Al considerar las implicaciones éticas y sociales de las ICO, una de las principales preocupaciones gira en torno a la privacidad y seguridad de los datos neuronales. Como las ICO interactúan directamente con el cerebro, la posibilidad de acceder a información sensible plantea importantes problemas de privacidad. El acceso no autorizado a los datos neuronales podría dar lugar a violaciones de la autonomía personal y a posibles manipulaciones. La seguridad de los datos neuronales almacenados o transmitidos a través de las ICO debe ser sólida para evitar la violación de datos y su uso no autorizado. Garantizar la protección de la información neuronal de los individuos es crucial en el desarrollo y la aplicación de la tecnología de ICO para salvaguardarla de posibles explotaciones. Otro reto ético que plantean las ICO es el riesgo de dependencia y abuso de la tecnología. A medida que las personas dependen cada vez más de las ICO para comunicarse, controlar dispositivos o incluso tomar decisiones, existe la preocupación de que una dependencia excesiva de esta tecnología pueda conducir a una pérdida de autonomía y agencia. El potencial de mal uso o abuso de las ICO, como la manipulación de los pensamientos o acciones de los individuos, pone de relieve la importancia de establecer directrices y normativas éticas claras. Abordar estas preocupaciones requiere un cuidadoso equilibrio entre el aprovechamiento de los beneficios de la tecnología de ICO y la mitigación de los riesgos asociados a su uso indebido. Las implicaciones éticas de la manipulación directa del cerebro humano mediante las ICO plantean complejas cuestiones morales sobre los límites de la identidad y la agencia humanas. La capacidad de interactuar directamente con el cerebro para mejorar las capacidades cognitivas o alterar los estados emocionales suscita preocupación por las posibles consecuencias no deseadas y los dilemas éticos. Las cuestiones relativas a la autonomía, el consentimiento y las implicaciones de la alteración de aspectos fundamentales de la cognición y el comportamiento humanos exigen una consideración meditada en el desarrollo y despliegue de la tecnología ICO. Equilibrar los beneficios potenciales de la mejora de las capacidades cognitivas con las responsabilidades éticas de respetar la autonomía y la dignidad individuales constituye un reto fundamental a la hora de navegar por el panorama ético de las ICO.

Colaboración interdisciplinar en el avance de la neurotecnología

La colaboración interdisciplinar desempeña un papel crucial en el avance de la neurotecnología, especialmente en el desarrollo de la ICO. Al reunir a expertos de campos tan diversos como la neurociencia, la ingeniería, la informática y la psicología, los investigadores pueden aprovechar sus perspectivas y conocimientos únicos para superar los complejos retos de la tecnología de la ICO. Los neurocientíficos pueden aportar conocimientos sobre el funcionamiento del cerebro, los ingenieros pueden diseñar soluciones innovadoras de hardware y software, y los psicólogos pueden contribuir con su experiencia en comportamiento humano y cognición. Este enfoque interdisciplinario permite una comprensión global del cerebro y sus interacciones con la tecnología, lo que conduce a avances más eficientes y eficaces en neurotecnología. La colaboración interdisciplinar fomenta la creatividad y la innovación en el campo de la neurotecnología. Al romper los compartimentos tradicionales y fomentar la colaboración entre disciplinas, los investigadores pueden explorar nuevas ideas y enfoques que quizá no hubieran sido posibles dentro de una sola disciplina. Este enfoque multidisciplinar permite a los investigadores pensar con originalidad, ampliando los límites de lo que es posible actualmente en la tecnología de la ICO. La integración de los algoritmos de aprendizaje automático de la informática con las técnicas de procesamiento de señales neuronales de la neurociencia ha dado lugar a mejoras significativas en la precisión y velocidad de las ICO. Esta polinización cruzada de ideas y conocimientos da lugar, en última instancia, a desarrollos neurotecnológicos más sólidos y vanguardistas. La colaboración interdisciplinar es esencial para el avance de la neurotecnología y la realización de todo el potencial de las ICO. Aprovechando la experiencia colectiva de investigadores de diversas disciplinas, podemos abordar los complejos retos inherentes al desarrollo de las ICO y allanar el camino para innovaciones revolucionarias en este campo. En el futuro, el fomento de la colaboración entre neurocientíficos, ingenieros, informáticos y psicólogos será crucial para ampliar los límites de la neurotecnología, mejorar la vida de las personas con trastornos neurológicos y abrir nuevas posibilidades para las interacciones hombre-máquina.

X. NEUROTECNOLOGÍA Y NEUROESTÉTICA

La neurotecnología y la neuroestética son dos campos interdisciplinarios que pueden revolucionar nuestra comprensión del arte, la percepción y la cognición. La neuroestética, que explora la base neural de la belleza y las experiencias estéticas, puede beneficiarse significativamente de los avances en neurotecnología, como las ICO. Utilizando las ICO para monitorizar la actividad cerebral en respuesta a estímulos visuales, los investigadores pueden comprender mejor cómo procesan los individuos la información estética y emiten juicios subjetivos sobre el arte. Este enfoque neurocientífico de la estética permite una comprensión más profunda de los procesos cognitivos que subyacen a las preferencias estéticas y también puede informar la creación de experiencias artísticas más atractivas e impactantes. La integración de la neurotecnología y la neuroestética tiene aplicaciones prácticas en campos como la terapia artística, el diseño y el marketing. Las ICO pueden utilizarse para adaptar experiencias basadas en preferencias estéticas individuales, lo que conduce a intervenciones artísticas e intervenciones terapéuticas más personalizadas. En diseño y marketing, los conocimientos neuroestéticos pueden ayudar a las empresas a crear productos y campañas visualmente atractivos y emocionalmente resonantes. Aprovechando la neurotecnología para descodificar las respuestas neuronales a distintos estímulos estéticos, las empresas pueden optimizar sus diseños y anuncios para captar mejor la atención de los consumidores y evocar respuestas emocionales positivas. La sinergia entre la neurotecnología y la neuroestética es muy prometedora para avanzar en nuestra comprensión de la percepción humana, la creatividad y las respuestas emocionales al arte. A medida que las ICO sigan evolucionando y haciéndose más sofisticadas, los investigadores dispondrán de herramientas sin precedentes para desentrañar los misterios de la experiencia estética y desarrollar aplicaciones innovadoras que mejoren nuestras interacciones con el arte y el diseño. Aprovechando el poder de la neurotecnología en el ámbito de la estética, podemos abrir nuevas posibilidades de expresión creativa, compromiso emocional y crecimiento personal.

Impacto de la neurotecnología en la expresión artística

El impacto de la neurotecnología en la expresión artística va más allá de las formas tradicionales de creación artística, abriendo nuevas posibilidades para que los artistas se comprometan con su público a un nivel más profundo. Mediante el uso de las ICO, los artistas pueden ahora crear experiencias interactivas e inmersivas que desdibujan los límites entre el espectador y el creador. Aprovechando el poder de la neurotecnología, los artistas pueden acceder a la mente subconsciente de su público, provocando respuestas emocionales y conexiones que antes eran inalcanzables. Este nivel de compromiso e interactividad puede dar lugar a una experiencia más profunda y significativa tanto para el artista como para el espectador. Una de las formas clave en que la neurotecnología está transformando la expresión artística es mediante la creación de arte de neurorretroalimentación, en el que se utiliza la actividad eléctrica del cerebro para generar salidas visuales o auditivas. Esta forma de arte no sólo permite explorar el funcionamiento interno de la mente, sino que también desafía los límites convencionales de la creatividad y la expresión. Al interactuar directamente con el cerebro, los artistas pueden profundizar en los procesos neuronales que sustentan nuestros pensamientos, emociones y percepciones, lo que da lugar a una forma más auténtica y visceral de producción artística. Esta fusión de arte y neurociencia tiene el potencial de revolucionar la forma en que entendemos y nos relacionamos con las obras artísticas, allanando el camino a una nueva era de expresión creativa. La integración de la neurotecnología en el proceso artístico puede conducir a un mayor sentido de accesibilidad e inclusión en el mundo del arte. Al permitir a las personas con discapacidad expresarse a través del arte de formas novedosas, las ICO pueden derribar barreras y capacitar a las comunidades marginadas para participar en la creación y apreciación del arte. Esta democratización del panorama artístico no sólo enriquece el tapiz cultural de la sociedad, sino que también fomenta una comunidad artística más inclusiva y diversa. A medida que la neurotecnología sigue avanzando, el potencial de innovación y colaboración en el ámbito de la expresión artística es ilimitado y ofrece nuevas vías de exploración, experimentación y creatividad.

Experiencias Neuroestéticas en Realidad Virtual

La realidad virtual ha ampliado considerablemente las posibilidades de las experiencias neuroestéticas, ofreciendo una plataforma única para explorar la intersección del arte, la tecnología y el cerebro. Al sumergir a los usuarios en entornos digitales, la RV puede provocar fuertes respuestas emocionales y estimular procesos cognitivos asociados a la estética. Los estudios han demostrado que el arte en RV puede activar regiones del cerebro relacionadas con la recompensa, el placer y el procesamiento emocional, mejorando la experiencia estética general. Este medio digital permite la creación de obras de arte interactivas y multisensoriales que pueden provocar intensas sensaciones de presencia e inmersión, lo que conduce a una mayor sensación de compromiso estético. Las experiencias neuroestéticas en RV pueden aportar información sobre los mecanismos neuronales que subyacen a la percepción y apreciación estéticas. Controlando la actividad cerebral mediante técnicas avanzadas de neuroimagen, como la EFIC y el EEG, mientras los usuarios interactúan con obras de arte de RV, los investigadores pueden analizar cómo responde el cerebro a distintos estímulos visuales y propiedades estéticas. Este enfoque neurocientífico puede ayudar a desentrañar la compleja interacción entre la percepción sensorial, el procesamiento emocional y la evaluación cognitiva en la configuración de las experiencias estéticas. Comprender estos correlatos neuronales de la percepción estética en la RV no sólo puede mejorar nuestra apreciación del arte, sino también informar el diseño de experiencias virtuales más convincentes e impactantes. La integración de la neuroestética y la RV encierra un inmenso potencial para ampliar los límites de la expresión artística y crear experiencias transformadoras para los usuarios. Aprovechando los conocimientos de la neurociencia y la tecnología digital, los artistas y diseñadores pueden ampliar los límites de la creatividad y la innovación en el ámbito digital. La naturaleza inmersiva e interactiva de la RV puede democratizar el acceso al arte y la cultura, permitiendo a personas de diversos orígenes participar en experiencias estéticas y apreciarlas de formas nuevas y significativas. A medida que la tecnología siga evolucionando, la fusión de la neuroestética y la RV promete redefinir nuestra comprensión del arte, la percepción y la experiencia humana de formas sin precedentes.

Neuroestética en el Diseño y la Arquitectura

Una aplicación fascinante de la neurotecnología es su integración en el diseño y la arquitectura, dando origen al campo de la neuroestética. Aprovechando nuestra comprensión de cómo el cerebro percibe y responde a la estética, los diseñadores y arquitectos pueden crear espacios y estructuras que evoquen respuestas emocionales y cognitivas específicas. La neuroestética en el diseño y la arquitectura no sólo mejora el atractivo visual de los edificios, sino que también fomenta el bienestar y la productividad de sus ocupantes. Este enfoque interdisciplinar permite crear espacios que no sólo son visualmente agradables, sino también cognitivamente estimulantes, mejorando en última instancia la experiencia general de las personas que interactúan con el entorno. A través de la lente de la neuroestética, los diseñadores pueden aprovechar el poder de elementos como la simetría, el color, la iluminación y la disposición espacial para evocar respuestas neuronales específicas en los espectadores. Aprovechando las inclinaciones naturales del cerebro hacia determinadas características del diseño, los arquitectos pueden crear entornos que fomenten sentimientos de calma, creatividad o incluso asombro. La neuroestética también desempeña un papel crucial en la configuración de las experiencias del usuario en entornos virtuales, donde los diseñadores pueden manipular las entradas sensoriales para evocar las respuestas emocionales deseadas. Este enfoque holístico del diseño tiene en cuenta no sólo los aspectos físicos de un espacio, sino también el impacto psicológico y emocional que tiene en las personas. La integración de la neuroestética en el diseño y la arquitectura puede revolucionar la forma en que interactuamos con nuestro entorno construido. Diseñando espacios optimizados para el bienestar humano y la función cognitiva, podemos crear entornos que mejoren la productividad, la creatividad y la calidad de vida en general. A medida que siga avanzando nuestro conocimiento del cerebro, la aplicación de la neuroestética al diseño y la arquitectura será cada vez más sofisticada, lo que conducirá a la creación de espacios verdaderamente inmersivos y transformadores que satisfagan las complejas necesidades de la mente humana.

XI. LA NEUROTECNOLOGÍA EN EL ÁMBITO MILITAR Y DE DEFENSA

La neurotecnología ha cobrado una gran importancia en los sectores militar y de defensa debido a su potencial para mejorar las capacidades cognitivas y físicas de los soldados en el campo de batalla. Utilizando las ICO, el personal militar puede comunicarse con mayor eficacia, controlar armamento avanzado con la mente e incluso recibir información en tiempo real sobre su estado fisiológico. Estos avances tienen el potencial de revolucionar la forma en que se libran las guerras, garantizando procesos de toma de decisiones más rápidos y una mayor eficacia en situaciones de combate. La integración de la neurotecnología en el ejército también plantea problemas éticos en relación con el posible uso indebido de dicha tecnología con fines coercitivos, lo que pone de relieve la importancia de las directrices éticas en su desarrollo y despliegue. La aplicación de la neurotecnología en el ejército y la defensa se extiende más allá del campo de batalla, con posibles implicaciones para la recopilación de información y la planificación estratégica. Las ICO podrían utilizarse para potenciar las capacidades cognitivas, mejorar la retención de la memoria y facilitar un procesamiento más rápido de la información, lo que conduciría a una toma de decisiones más eficaz en todos los niveles de las operaciones militares. El uso de la neurotecnología en los programas de entrenamiento podría ayudar a optimizar la adquisición de habilidades y mejorar el rendimiento general, dando lugar a una fuerza militar más ágil y adaptable. Estos avances tienen el potencial no sólo de reforzar la seguridad nacional, sino también de mejorar la seguridad y el bienestar del personal militar en entornos de alto riesgo. Como ocurre con cualquier tecnología emergente, existen retos y riesgos asociados a la adopción generalizada de la neurotecnología en contextos militares y de defensa. La preocupación por la seguridad de los datos, la privacidad y el posible acceso no autorizado a los datos neuronales es primordial, lo que plantea interrogantes sobre las implicaciones éticas del uso de las ICO en escenarios de combate. La posibilidad de que los adversarios pirateen las ICO y manipulen los pensamientos o acciones de los soldados supone una amenaza importante para la seguridad nacional. A medida que la neurotecnología sigue avanzando, es crucial que los responsables políticos, los investigadores y los líderes militares aborden estos retos de forma proactiva y desarrollen marcos sólidos para garantizar el uso responsable y ético de dicha tecnología en aplicaciones militares.

ICO para mejorar el rendimiento de los soldados

Los avances en neurotecnología han allanado el camino para el desarrollo de las ICO destinadas a mejorar el rendimiento de los soldados. Al conectar directamente el cerebro con dispositivos externos, las ICO pueden revolucionar la forma en que los soldados interactúan con la tecnología en el campo de batalla. Mediante el uso de sensores implantados o dispositivos no invasivos, los soldados pueden comunicarse, controlar equipos sofisticados y recibir información en tiempo real, todo ello a través de señales neuronales. Esta interfaz neural directa puede aumentar significativamente los tiempos de respuesta, la precisión y la conciencia táctica general, dando a los soldados una ventaja decisiva en situaciones complejas y de alta presión. Las ICO pueden permitir a los soldados manejar drones, vehículos u otros dispositivos teledirigidos con una precisión y eficacia sin precedentes. Esta tecnología tiene el potencial de reducir la carga cognitiva durante las misiones, permitiendo a los soldados centrarse en tareas críticas de toma de decisiones sin verse abrumados por los aspectos técnicos del manejo de sistemas complejos. Al aprovechar el poder del cerebro humano, las ICO pueden mejorar las capacidades cognitivas y la conciencia situacional de los soldados, mejorando en última instancia los resultados de las misiones y aumentando la eficacia general en el campo de batalla. Las ICO ofrecen la posibilidad de una integración perfecta con los sistemas y equipos militares existentes, proporcionando una interfaz personalizada e intuitiva para que los soldados interactúen con su entorno. Este nivel de integración puede agilizar la comunicación entre soldados, mandos y personal de apoyo, creando una red altamente interconectada y receptiva en el campo de batalla. A medida que las ICO sigan evolucionando y haciéndose más sofisticadas, el potencial para mejorar el rendimiento de los soldados será aún más prometedor, dando paso a una nueva era de colaboración hombre-máquina en las operaciones militares.

Potenciación neuronal en el entrenamiento militar
A medida que avanza la neurotecnología, se reconoce cada vez más el potencial de su aplicación en el entrenamiento militar. Las técnicas de potenciación neurológica, como las ICO, son prometedoras para mejorar las funciones cognitivas, potenciar el aprendizaje y la retención de la memoria, y optimizar los procesos de toma de decisiones entre el personal militar. Al integrar las ICO en los programas de entrenamiento, los soldados pue-

den beneficiarse de información en tiempo real sobre su rendimiento, lo que les permite ajustar sus estrategias y tácticas con mayor eficacia. Esto podría mejorar el conocimiento de la situación, agilizar la toma de decisiones bajo presión y, en general, mejorar el rendimiento en entornos complejos y de gran tensión. El uso de la mejora neuronal en el entrenamiento militar también podría tener implicaciones para las consideraciones éticas que rodean la mejora de las capacidades humanas. Dado que las ICO tienen el potencial de aumentar las funciones cognitivas más allá de sus límites naturales, surgen preguntas sobre la justicia de proporcionar dichas tecnologías a algunos individuos pero no a otros. Deben tenerse muy en cuenta las preocupaciones sobre el posible uso indebido o las consecuencias no deseadas de la mejora neuronal en contextos militares. Habrá que establecer directrices y normativas éticas para garantizar que las tecnologías de neuromejora se utilicen de forma responsable y ética en el ámbito militar. La integración de técnicas de mejora neurológica como las ICO en el entrenamiento militar puede revolucionar el modo en que se entrena a los soldados y se les equipa para sus funciones. Aprovechando el poder de las ICO para potenciar las funciones cognitivas y mejorar los procesos de toma de decisiones, el personal militar podría estar mejor preparado para afrontar los retos de la guerra moderna. Deben tenerse muy en cuenta las implicaciones éticas y los riesgos potenciales asociados al uso de las tecnologías de mejora neuronal en contextos militares, para garantizar que se utilizan de forma responsable y teniendo en cuenta los intereses de los soldados y de la sociedad.

Consideraciones éticas sobre la neurotecnología armamentística

A medida que avanza el desarrollo de la neurotecnología armamentística, las consideraciones éticas son cada vez más cruciales para garantizar el uso responsable de estas poderosas herramientas. Un área clave de preocupación es el potencial de uso indebido y manipulación de los datos neuronales obtenidos mediante ICO con fines malintencionados. La invasión de la intimidad mediante el acceso no autorizado a los pensamientos y procesos cognitivos de las personas supone una amenaza importante, que plantea la necesidad de una normativa estricta que proteja contra tales violaciones. El riesgo de pirateo cognitivo, en el que se manipulan los cerebros de los individuos sin su consentimiento, introduce complejos dilemas éticos que deben abordarse cuidadosamente para evitar la explotación y el daño. Otra consideración ética en la neurotecnología armamentística es la cuestión del consentimiento y la autonomía en el uso de las ICO con fines militares o de defensa. El despliegue de neurotecnologías en la guerra plantea cuestiones sobre las implicaciones éticas del uso de datos neuronales para controlar o influir en las acciones de los individuos sin su plena comprensión o consentimiento. Es esencial establecer directrices y protocolos claros para el despliegue ético de la neurotecnología armamentística, a fin de garantizar que los individuos estén plenamente informados y tengan capacidad de decisión sobre el uso de sus datos neuronales en contextos militares. Respetar la autonomía y el derecho a la intimidad de las personas es primordial para configurar las prácticas éticas en torno a la integración de las ICO en las operaciones militares. Las posibles repercusiones sociales a largo plazo de la neurotecnología armamentística requieren un debate ético más amplio en torno a su desarrollo y despliegue. La normalización del uso de las ICO con fines militares o de seguridad puede tener consecuencias de gran alcance en la percepción de la privacidad, la autonomía y la capacidad de decisión de las personas sobre sus pensamientos y acciones. Abordar estas consideraciones éticas requiere un enfoque global que tenga en cuenta no sólo los riesgos y beneficios inmediatos de la neurotecnología armamentística, sino también las implicaciones éticas más amplias para la sociedad en su conjunto. Mientras los investigadores y los responsables políticos navegan por el complejo terreno de la neurotecnología armamentística, es esencial dar prioridad a las consideraciones éticas para garantizar el desarrollo responsable y ético de estas poderosas herramientas.

XII. NEUROTECNOLOGÍA Y NEUROPLASTICIDAD

La neuroplasticidad desempeña un papel vital en el desarrollo y el éxito de las ICO. Como capacidad del cerebro para reorganizarse y formar nuevas conexiones neuronales en respuesta al aprendizaje o la experiencia, la neuroplasticidad es clave para adaptarse al uso de la tecnología ICO. Aprovechando la plasticidad innata del cerebro, los investigadores pueden optimizar el funcionamiento de las ICO y mejorar el rendimiento del usuario a lo largo del tiempo. Esta interacción dinámica entre neuroplasticidad y neurotecnología pone de relieve la importancia de la investigación continua para comprender cómo puede adaptarse el cerebro a las nuevas tecnologías. La neuroplasticidad también puede influir en el diseño y la aplicación de las ICO, ya que permite personalizar las interfaces en función de las respuestas neuronales individuales. Mediante un entrenamiento específico y mecanismos de retroalimentación, las ICO pueden aprovechar los cambios neuroplásticos para mejorar las experiencias y los resultados de los usuarios. Al adaptar los sistemas de ICO para aprovechar la naturaleza plástica del cerebro, los investigadores pueden optimizar el rendimiento, aumentar la eficacia y mejorar la usabilidad general de las personas que utilizan estas tecnologías. Este enfoque personalizado subraya el potencial de las ICO para revolucionar la interacción persona-ordenador y fomentar una mayor integración de la tecnología en la vida cotidiana. En esencia, la relación simbiótica entre neuroplasticidad y neurotecnología es muy prometedora para el futuro de las ICO. Comprendiendo y aprovechando las capacidades adaptativas del cerebro, los investigadores pueden mejorar la eficacia y viabilidad de estas innovadoras interfaces. Dado que la neuroplasticidad sigue siendo una fuerza impulsora en el desarrollo y la aplicación de las ICO, este campo se beneficiará de los continuos avances tanto en neurociencia como en tecnología. Al adoptar los principios de la neuroplasticidad, las ICO pueden allanar el camino hacia un futuro en el que la interacción sin fisuras entre humanos y máquinas no sólo sea posible, sino también transformadora por su impacto potencial en la sociedad.

Aprovechar la neuroplasticidad para la mejora cognitiva

La investigación en el campo de la neurociencia ha demostrado que el cerebro posee una notable capacidad para reorganizarse y adaptarse a nuevos retos, un fenómeno conocido como neuroplasticidad. Aprovechar la neuroplasticidad para la mejora cognitiva se ha convertido en un prometedor campo de investigación, con importantes implicaciones para mejorar diversos aspectos de la cognición humana, como la memoria, la atención y el aprendizaje. Al comprender los mecanismos subyacentes a la neuroplasticidad, los investigadores están explorando formas de aprovechar esta capacidad natural del cerebro para mejorar las funciones cognitivas mediante intervenciones y tecnologías innovadoras. Una forma de aprovechar la neuroplasticidad para la mejora cognitiva es el desarrollo de las ICO. Las ICO son dispositivos que establecen una comunicación directa entre el cerebro y los dispositivos externos, permitiendo a las personas controlar ordenadores, prótesis u otros aparatos sólo con el pensamiento. Combinando técnicas de neurorretroalimentación con algoritmos avanzados de procesamiento de señales, las ICO pueden facilitar patrones de activación cerebral específicos para mejorar las capacidades cognitivas. Esto ofrece un enfoque personalizado y adaptable a la mejora cognitiva que puede atender a las necesidades y retos individuales, lo que en última instancia conduce a intervenciones más eficaces. La integración de la neuroplasticidad y las ICO abre nuevas posibilidades para mejorar las funciones cognitivas tanto en individuos sanos como en los que padecen afecciones neurológicas. Desde la mejora de la memoria y la atención en adultos sanos hasta el restablecimiento de las funciones motoras en individuos con enfermedades neurodegenerativas, las aplicaciones del aprovechamiento de la neuroplasticidad para la mejora cognitiva son amplias y diversas. A medida que los investigadores siguen desentrañando las complejidades de la plasticidad cerebral y desarrollando sofisticadas tecnologías de ICO, el futuro es muy prometedor para liberar todo el potencial del cerebro humano y revolucionar la forma en que interactuamos con la tecnología para la mejora cognitiva.

Entrenamiento con Neurofeedback para la Plasticidad Cerebral

El entrenamiento con neurorretroalimentación ha surgido como una técnica prometedora para mejorar la plasticidad cerebral y optimizar la función cognitiva. Al proporcionar información en tiempo real sobre la actividad cerebral, las personas pueden aprender a autorregular sus patrones neuronales, lo que mejora la conectividad, la eficiencia neuronal y la salud general del cerebro. Esta forma de entrenamiento permite aprovechar la capacidad inherente del cerebro para adaptarse y reorganizarse en respuesta a nuevas experiencias, promoviendo en última instancia la neuroplasticidad en regiones cerebrales específicas. Mediante la práctica y el refuerzo constantes, la neurorretroalimentación puede facilitar cambios duraderos en la estructura y la función cerebrales, allanando el camino para mejorar el rendimiento cognitivo y el bienestar mental. La investigación ha demostrado que el entrenamiento con neurorretroalimentación puede aplicarse a una amplia gama de trastornos clínicos, como el TDAH, la depresión, la ansiedad y el trastorno de estrés postraumático. Al dirigirse a regiones cerebrales específicas asociadas a estos trastornos, la neurorretroalimentación pretende modificar los patrones neuronales disfuncionales y restablecer la función cerebral óptima. Los estudios han demostrado la eficacia de la neurorretroalimentación para mejorar los síntomas y reducir la necesidad de medicación en diversas poblaciones. La naturaleza personalizada de la neurorretroalimentación permite planes de tratamiento individualizados adaptados a la actividad cerebral única de cada persona, ofreciendo un enfoque no invasivo y sin fármacos de la atención a la salud mental. La integración del entrenamiento en neurorretroalimentación en la práctica médica general es muy prometedora para mejorar los resultados de los pacientes y revolucionar el campo de la neuromodulación. A medida que avance la neurotecnología, el desarrollo de sistemas de neurorretroalimentación más accesibles y fáciles de usar democratizará el acceso a esta terapia de vanguardia. Al aprovechar el poder de la plasticidad del cerebro mediante protocolos de entrenamiento específicos, la neurorretroalimentación tiene el potencial de abrir nuevas vías para la mejora cognitiva, la rehabilitación cerebral y el tratamiento de la salud mental. El entrenamiento con neurorretroalimentación para la plasticidad cerebral representa un enfoque transformador para optimizar la función cerebral y liberar todo el potencial de la mente humana.

Implicaciones para el aprendizaje y la adquisición de habilidades

A medida que nos adentramos en el mundo de la neurotecnología y las ICO, las implicaciones para el aprendizaje y la adquisición de habilidades se hacen cada vez más evidentes. Uno de los aspectos más fascinantes de las ICO es su potencial para revolucionar la forma en que interactuamos con la tecnología, sobre todo en entornos educativos. Al permitir la comunicación directa entre el cerebro y los dispositivos externos, las ICO tienen el poder de mejorar el proceso de aprendizaje, haciéndolo más inmersivo, intuitivo y personalizado. Los estudiantes podrían aprender nuevos idiomas o asignaturas complejas de forma más eficaz interactuando directamente con el software educativo utilizando sus pensamientos, evitando métodos de entrada tradicionales como teclear o hacer clic. La capacidad de acceder directamente a la información y manipularla mediante las ICO también puede tener profundas implicaciones para la adquisición de habilidades. Imagina un escenario en el que las personas puedan aprender rápidamente nuevas habilidades o tareas descargando directamente los conocimientos pertinentes en sus cerebros. Esto podría reducir significativamente el tiempo y el esfuerzo necesarios para adquirir nuevas habilidades, abriendo un mundo de posibilidades para el desarrollo personal y profesional. Las ICO podrían ayudar a retener y transferir habilidades, facilitando la integración sin fisuras de la nueva información en las redes de conocimiento existentes, lo que daría lugar a conjuntos de habilidades más sólidos y adaptables. La integración de las ICO en los entornos de aprendizaje puede transformar los sistemas educativos tradicionales, haciéndolos más eficientes, atractivos y eficaces. Aprovechando el poder de la neurotecnología, los individuos podrían desbloquear nuevas vías de aprendizaje y mejorar sus capacidades de adquisición de destrezas de formas antes inimaginables. Es crucial tener en cuenta las implicaciones éticas y sociales de estos avances, garantizando que los beneficios de las ICO se equilibren con una aplicación responsable y la consideración del impacto más amplio sobre las personas y la sociedad en su conjunto.

XIII. LA NEUROTECNOLOGÍA EN LA INVESTIGACIÓN NEUROCIENTÍFICA

A medida que la neurotecnología sigue avanzando, promete revolucionar la investigación neurocientífica. Las ICO han abierto nuevas vías para comprender las complejidades del cerebro humano y sus funciones. Al permitir la comunicación directa entre el cerebro y dispositivos externos, los investigadores pueden explorar la actividad neuronal y los procesos cognitivos de formas antes inimaginables. Esta tecnología tiene el potencial de descubrir conocimientos fundamentales sobre el funcionamiento del cerebro y podría conducir a grandes avances en el tratamiento de los trastornos neurológicos y la mejora de las capacidades humanas. Un aspecto clave de la neurotecnología en la investigación neurocientífica es su capacidad para salvar la distancia entre la investigación básica y las aplicaciones clínicas. Utilizando las ICO, los investigadores no sólo pueden estudiar la actividad cerebral en tiempo real, sino también desarrollar intervenciones novedosas para personas con discapacidades motoras o afecciones neurodegenerativas. Este aspecto traslacional de la neurotecnología demuestra su potencial para influir directamente en la atención al paciente y mejorar su calidad de vida. La capacidad de descodificar las señales neuronales y manipularlas abre nuevas posibilidades tanto para comprender el cerebro como para desarrollar estrategias de tratamiento innovadoras. La integración de la neurotecnología en la investigación neurocientífica tiene el potencial de configurar el futuro de las interacciones hombre-máquina. A medida que las ICO se vuelvan más sofisticadas y accesibles, podrían transformar fundamentalmente la forma en que interactuamos con la tecnología, desde el control de dispositivos con nuestros pensamientos hasta la mejora de nuestras capacidades cognitivas. Las implicaciones de esta tecnología se extienden más allá del ámbito de la investigación, ofreciendo vislumbres de un futuro en el que los humanos y las máquinas colaboran sin fisuras. Si aprovechamos las oportunidades que ofrece la neurotecnología, desbloquearemos todo el potencial del cerebro humano y allanaremos el camino a una nueva era de descubrimientos científicos e innovación tecnológica.

Avances en los estudios de cartografía y conectividad cerebrales

Los recientes avances en el mapeo cerebral y los estudios de conectividad han revolucionado nuestra comprensión del cerebro humano. Con el desarrollo de sofisticadas técnicas de imagen como la EFIC y el EEG, los investigadores pueden ahora visualizar la actividad neuronal con un detalle sin precedentes. Estas herramientas permiten cartografiar las regiones cerebrales implicadas en diversas funciones cognitivas, proporcionando valiosos conocimientos sobre cómo se comunican y trabajan juntas las distintas áreas del cerebro para procesar la información. Estudiando los patrones de conectividad dentro del cerebro, los científicos pueden descubrir las redes neuronales subyacentes que rigen nuestro comportamiento, emociones y pensamientos. Los avances en la cartografía cerebral han permitido grandes avances en el campo de la neurotecnología, sobre todo en el desarrollo de las ICO. Las ICO permiten la comunicación directa entre el cerebro y los dispositivos externos, abriendo un mundo de posibilidades para las personas con discapacidades motoras o afecciones neurológicas. Al descodificar las señales

82

neuronales y traducirlas en órdenes, las ICO pueden permitir a los usuarios controlar prótesis, aplicaciones informáticas o incluso comunicarse sólo con el pensamiento. Estos dispositivos no sólo mejoran la calidad de vida de las personas con deficiencias, sino que también prometen aumentar las capacidades humanas más allá de lo que es naturalmente posible. A medida que avanzan las tecnologías de mapeo cerebral, los investigadores están descubriendo la intrincada red de conexiones que subyace a nuestras funciones cognitivas y comportamientos. Al dilucidar las complejas vías por las que fluye la información en el cerebro, los científicos están adquiriendo nuevos conocimientos sobre los mecanismos del aprendizaje, la memoria y la toma de decisiones. Este conocimiento más profundo de la conectividad neuronal no sólo arroja luz sobre las causas subyacentes de los trastornos neurológicos, sino que también proporciona una base para desarrollar intervenciones y tratamientos específicos. Los avances en la cartografía cerebral y los estudios de conectividad están allanando el camino hacia un futuro en el que podamos aprovechar todo el potencial del cerebro humano para mejorar nuestras vidas y abrir nuevas posibilidades a la humanidad.

Técnicas de neuroimagen para comprender la función cerebral

Las técnicas de neuroimagen desempeñan un papel crucial en la comprensión de las complejas funciones del cerebro. Estas técnicas, como la EFIC y el EEG, proporcionan a los investigadores valiosos conocimientos sobre la actividad cerebral en tiempo real. Al medir el flujo sanguíneo o la actividad eléctrica en distintas regiones cerebrales, la neuroimagen permite cartografiar los procesos cognitivos, la percepción sensorial, el control motor y las respuestas emocionales. Mediante el análisis de las imágenes cerebrales, los investigadores pueden identificar redes neuronales, patrones de activación y anomalías asociadas a diversos trastornos neurológicos y psiquiátricos. Los avances en la tecnología de neuroimagen han conducido a una comprensión más profunda del intrincado funcionamiento del cerebro. La IDT permite a los investigadores estudiar la conectividad estructural del cerebro trazando las vías de las fibras de materia blanca. Esto tiene importantes implicaciones para estudiar el desarrollo neuronal, la neuroplasticidad y los efectos de las lesiones cerebrales. Los escáneres PET pueden detectar cambios en los niveles de neurotransmisores, proporcionando información valiosa sobre afecciones como la enfermedad de Alzheimer, la enfermedad de Parkinson y la esquizofrenia. La integración de la neuroimagen con otros campos, como la IA y el aprendizaje automático, ha abierto nuevas posibilidades para la investigación del cerebro. Analizando grandes conjuntos de datos de imágenes cerebrales, los investigadores pueden desarrollar modelos predictivos para diagnosticar trastornos neurológicos, controlar la progresión de la enfermedad y evaluar los resultados del tratamiento. La combinación de técnicas avanzadas de neuroimagen con herramientas computacionales tiene el potencial de revolucionar la medicina personalizada y mejorar la atención al paciente, al permitir una orientación precisa de las intervenciones en función de las características cerebrales individuales. En esencia, las técnicas de neuroimagen siguen haciendo avanzar nuestra comprensión del cerebro y allanan el camino para enfoques innovadores del estudio de la cognición, el comportamiento y la función cerebral.

La neurotecnología en el estudio de los trastornos neurológicos

La neurotecnología ha revolucionado el estudio y el tratamiento de los trastornos neurológicos al ofrecer soluciones innovadoras que antes eran inimaginables. El desarrollo de las ICO ha allanado el camino hacia una comprensión más profunda del funcionamiento interno del cerebro y de su potencial para superar diversos retos neurológicos. Al tender un puente entre la neurociencia y la tecnología, las ICO han abierto nuevas vías para explorar las complejidades del cerebro humano y sus aplicaciones en el campo de la medicina. Mediante el uso de sensores avanzados, procesamiento de señales y algoritmos de descodificación, las ICO han permitido a los investigadores aprovechar el poder de las señales neuronales para mejorar el diagnóstico, el tratamiento y la rehabilitación de afecciones neurológicas. Una de las principales ventajas de la neurotecnología en el estudio de los trastornos neurológicos es su capacidad para proporcionar información en tiempo real e intervenciones personalizadas basadas en la actividad neuronal de un individuo. Este enfoque personalizado permite terapias dirigidas que pueden adaptarse a las necesidades únicas de cada paciente, mejorando los resultados del tratamiento y la calidad de vida. Las ICO han demostrado resultados prometedores en el restablecimiento de las funciones motoras de personas con discapacidad, como el control de prótesis mediante el pensamiento. Al interactuar directamente con el cerebro, las ICO ofrecen un nuevo nivel de precisión y control que antes era inalcanzable con las intervenciones médicas tradicionales. A pesar de los increíbles avances de la neurotecnología, sigue habiendo retos y consideraciones éticas que deben abordarse para garantizar el desarrollo y despliegue responsables de las ICO. Los problemas de privacidad, los riesgos potenciales de los procedimientos invasivos y las implicaciones de la manipulación de los datos neuronales son factores importantes que deben considerarse cuidadosamente. El impacto social de la adopción generalizada de las ICO debe evaluarse cuidadosamente para garantizar un acceso equitativo y evitar nuevas disparidades en la asistencia sanitaria. Si se abordan estos retos cuidadosamente, la neurotecnología tiene el potencial de revolucionar el campo de la neurociencia y conducir a descubrimientos revolucionarios en el estudio y tratamiento de los trastornos neurológicos.

XIV. NEUROTECNOLOGÍA Y DERECHOS HUMANOS

La neurotecnología presenta un sinfín de posibilidades para mejorar las capacidades humanas y revolucionar la forma en que interactuamos con la tecnología. A medida que este campo sigue avanzando, pone en primer plano importantes consideraciones éticas que deben abordarse para proteger los derechos humanos. Una de las principales preocupaciones en relación con la neurotecnología es la posibilidad de que los métodos invasivos, como la implantación de dispositivos en el cerebro, vulneren el derecho a la intimidad de las personas. La recogida y almacenamiento de datos neuronales plantea cuestiones sobre quién tiene acceso a esta información y cómo puede utilizarse, lo que pone de relieve la necesidad de una normativa sólida para salvaguardar los datos personales y evitar su uso indebido. El desarrollo de la neurotecnología pone en tela de juicio la autonomía y la agencia de las personas, sobre todo en lo que respecta al potencial de manipulación directa del cerebro humano. Esto suscita preocupación por las implicaciones para la libertad personal y la capacidad de controlar los propios pensamientos y acciones. A medida que avanza la neurotecnología, existe el riesgo de crear una sociedad en la que se puedan vigilar y manipular los pensamientos y las emociones de las personas, lo que podría erosionar las libertades civiles y los derechos humanos. Por tanto, es crucial establecer directrices claras y marcos éticos para garantizar que el uso de la neurotecnología respeta y defiende los derechos y la dignidad de las personas. A la luz de estos retos éticos, es esencial que los responsables políticos, los investigadores y los desarrolladores de tecnología entablen un diálogo significativo para abordar las complejas cuestiones que se plantean en la intersección de la neurotecnología y los derechos humanos. Fomentando la colaboración interdisciplinar y promoviendo la transparencia en el desarrollo y despliegue de las neurotecnologías, podemos trabajar para aprovechar el potencial transformador de estos avances, defendiendo al mismo tiempo los derechos humanos fundamentales. Navegar por las consideraciones éticas que rodean a la neurotecnología es crucial para garantizar que estas innovaciones contribuyan a mejorar el bienestar humano y a fomentar una sociedad más equitativa y respetuosa con los derechos.

El acceso a los avances neurotecnológicos como derecho humano

Los avances neurotecnológicos tienen el potencial de revolucionar la forma en que los seres humanos interactúan con la tecnología, ofreciendo nuevas posibilidades de comunicación, entretenimiento y tratamiento médico. A medida que estas tecnologías siguen evolucionando, la cuestión del acceso a los avances neurotecnológicos emerge como una cuestión crucial de derechos humanos. Garantizar la igualdad de acceso a estas innovaciones es esencial para evitar que se creen o agraven disparidades sociales basadas en privilegios tecnológicos. El derecho a acceder a los avances neurotecnológicos puede considerarse un derecho humano fundamental, que permite a las personas alcanzar su pleno potencial, participar plenamente en la sociedad y beneficiarse de los últimos avances de la ciencia y la tecnología. Las personas con discapacidad pueden beneficiarse considerablemente de los avances de la neurotecnología, sobre todo mediante el desarrollo de las ICO, que pueden mejorar su calidad de vida y facilitar la comunicación y la movilidad. Dando a estas personas acceso a los avances neurotecnológicos, la sociedad puede fomentar la inclusión y apoyar su derecho a participar plenamente en la vida social, económica y cultural. El acceso a las ICO puede capacitar a las personas con discapacidad para superar sus limitaciones físicas y llevar una vida más independiente y plena, en consonancia con los principios de justicia social e igualdad. Además de mejorar la calidad de vida de las personas con discapacidad, garantizar el acceso a los avances neurotecnológicos como derecho humano también puede impulsar la innovación y el progreso en diversos campos. Al democratizar el acceso a las ICO y otras herramientas neurotecnológicas, podemos aprovechar las diversas perspectivas y talentos de un mayor número de personas, fomentando la creatividad y ampliando los límites de lo posible. Reconocer el acceso a los avances neurotecnológicos como un derecho humano no es sólo una cuestión de justicia social, sino también una decisión estratégica que puede conducir a una sociedad más inclusiva, innovadora y próspera para todos.

Consideraciones éticas sobre la libertad cognitiva

Las consideraciones éticas desempeñan un papel crucial en el campo de la libertad cognitiva, sobre todo en lo que respecta al desarrollo y la aplicación de las ICO. A medida que avanzan estas tecnologías, las cuestiones relativas a la autonomía individual, la privacidad y el consentimiento adquieren mayor relevancia. La capacidad de acceder a los datos neuronales y manipularlos suscita preocupación por la posible violación de la privacidad cognitiva, así como por el riesgo de acceso no autorizado a los pensamientos y sentimientos más íntimos de los individuos. La perspectiva de la manipulación directa del cerebro mediante las ICO plantea dilemas éticos relacionados con la identidad y la agencia personales, así como con la posibilidad de coacción o manipulación por fuerzas externas. Las cuestiones de equidad y justicia social entran en juego al considerar el despliegue de las ICO en diversos contextos. Existe el riesgo de que estas tecnologías agraven las disparidades existentes, ya que el acceso a neurotecnologías de vanguardia puede estar limitado a determinados grupos privilegiados. El uso de las ICO en ámbitos como la seguridad y el cumplimiento de la ley suscita preocupación por la posibilidad de discriminación y sesgo en los procesos de toma de decisiones basados en datos neuronales. Esto subraya la importancia de garantizar la existencia de normativas y directrices éticas que regulen el uso ético de las ICO y protejan de daños a las poblaciones vulnerables. Al navegar por el panorama ético de la libertad cognitiva y las ICO, es esencial encontrar un equilibrio entre el fomento de la innovación tecnológica y la salvaguarda de los derechos y libertades individuales. Las partes interesadas en el desarrollo y despliegue de las ICO deben participar activamente en la reflexión y el discurso éticos para abordar los posibles riesgos y desafíos. Fomentando una cultura de innovación responsable y gobernanza ética, podemos aprovechar el potencial transformador de las neurotecnologías al tiempo que defendemos los principios fundamentales de autonomía, privacidad y justicia en la era digital. Un enfoque consciente de las consideraciones éticas en la libertad cognitiva puede garantizar que se maximicen los beneficios de las ICO para la mejora de la sociedad en su conjunto.

Neurotecnología y derecho a la intimidad mental

Una de las preocupaciones más acuciantes que rodean el desarrollo y el uso generalizado de la neurotecnología, en particular de las ICO, es la cuestión de la privacidad mental. A medida que estos dispositivos se vuelven más sofisticados y capaces de descodificar señales cerebrales complejas, la posibilidad de que se invadan los pensamientos y emociones más íntimos de las personas es muy real. El derecho a la privacidad mental, por tanto, es una consideración fundamental que debe abordarse a medida que seguimos integrando estas tecnologías en diversos aspectos de nuestras vidas. Sin salvaguardias sólidas que protejan la inviolabilidad de nuestros procesos mentales, existe un riesgo de explotación y manipulación que podría tener implicaciones de gran alcance. Para defender el derecho a la intimidad mental en la era de la neurotecnología, es esencial establecer directrices éticas y marcos jurídicos claros que rijan la recogida, el uso y el almacenamiento de datos neuronales. Esto incluye garantizar que las personas tengan pleno control sobre sus propios datos cerebrales y que no se pueda acceder a ellos ni utilizarlos sin su consentimiento explícito. Deben establecerse medidas para impedir el acceso no autorizado o la piratería de las interfaces neuronales, que podrían dar lugar a violaciones de la intimidad personal y al uso indebido de información sensible. Al dar prioridad a la protección de la privacidad mental en el diseño y la implementación de las ICM, podemos mitigar los riesgos potenciales asociados a estas tecnologías y fomentar un enfoque más ético y responsable de su desarrollo y uso. El diálogo y la colaboración continuos entre investigadores, responsables políticos, especialistas en ética y el público en general son cruciales para dar forma al discurso ético en torno a la neurotecnología y la privacidad mental. Entablando debates abiertos y transparentes sobre las implicaciones de las ICO en la privacidad y la autonomía, podemos trabajar para llegar a un consenso sobre las mejores prácticas y directrices que protejan la privacidad mental de las personas, permitiendo al mismo tiempo el avance y la innovación de estas tecnologías. El derecho a la privacidad mental es un derecho humano fundamental que debe mantenerse y salvaguardarse ante los rápidos avances tecnológicos, garantizando que las personas conserven el control sobre sus pensamientos y experiencias más íntimos en un mundo cada vez más interconectado.

XV. LA NEUROTECNOLOGÍA EN EL RENDIMIENTO DEPORTIVO

La neurotecnología ha empezado a desempeñar un papel importante en la mejora del rendimiento deportivo, ofreciendo a los atletas formas innovadoras de entrenar, seguir sus progresos y optimizar sus capacidades. Utilizando las ICO, los atletas pueden acceder a información en tiempo real sobre sus estados cognitivos y fisiológicos durante el entrenamiento o la competición. Esta tecnología permite programas de entrenamiento personalizados basados en las respuestas cerebrales individuales, lo que conduce a mejoras más eficientes y eficaces del rendimiento. La neurotecnología puede ayudar a los deportistas a mejorar su concentración mental, reducir el estrés e incluso controlar aspectos de su rendimiento físico mediante órdenes mentales. La tecnología ICO en el rendimiento deportivo tiene el potencial de revolucionar la forma en que los atletas entrenan y compiten, al proporcionar una comprensión más profunda de la actividad cerebral y sus implicaciones en el rendimiento físico. Mediante el uso de sensores EEG y el análisis avanzado de datos, los atletas pueden optimizar sus regímenes de entrenamiento, mejorar los procesos de toma de decisiones y aumentar los resultados generales de su rendimiento. La integración de la neurotecnología en los entornos deportivos abre nuevas posibilidades para que los atletas alcancen niveles máximos de rendimiento, al tiempo que reducen el riesgo de lesiones y mejoran los tiempos de recuperación. Aprovechando el poder de la conexión cerebro-cuerpo, los atletas pueden liberar todo su potencial y superar los límites del rendimiento humano en el deporte. A medida que avanza la neurotecnología, deben considerarse cuidadosamente las implicaciones éticas de su uso en el rendimiento deportivo. Deben abordarse cuestiones como la privacidad, la seguridad de los datos y las posibles ventajas de los atletas de élite sobre los demás, para garantizar una competición justa y prácticas éticas en el deporte. El potencial para mejorar el rendimiento más allá de las capacidades naturales plantea cuestiones sobre la línea que separa la mejora de la ventaja injusta. Si establecemos directrices claras y marcos éticos para la incorporación de la neurotecnología al deporte, podremos aprovechar sus ventajas y, al mismo tiempo, salvaguardar la integridad del deporte y promover la igualdad de condiciones para todos los atletas.

Los ICO para el entrenamiento y el control de los deportistas

Las ICO han demostrado ser muy prometedoras en el ámbito del entrenamiento y la monitorización de los atletas, ya que ofrecen oportunidades únicas para mejorar el rendimiento y obtener información valiosa sobre los aspectos fisiológicos y cognitivos del deporte. Estas interfaces permiten la monitorización en tiempo real de la actividad cerebral, lo que permite a entrenadores y preparadores evaluar los estados mentales de los atletas, sus niveles de concentración y sus procesos cognitivos durante el entrenamiento o la competición. Analizando estos datos, pueden hacerse ajustes en los regímenes de entrenamiento, las estrategias e incluso el equipo para optimizar el rendimiento y minimizar el riesgo de lesiones. Las ICO pueden utilizarse para crear entornos virtuales inmersivos que simulen escenarios competitivos, proporcionando a los atletas un espacio seguro para practicar y perfeccionar sus habilidades en un entorno controlado. Además del entrenamiento, las ICO también pueden desempeñar un papel crucial en el control de las respuestas fisiológicas de los atletas y su bienestar general durante actividades extenuantes. Mediante el seguimiento de las señales cerebrales, la frecuencia cardiaca, los niveles de oxígeno y otros biomarcadores relevantes, las ICO pueden proporcionar información en tiempo real sobre la condición física de un atleta, ayudando a prevenir el sobreesfuerzo, la deshidratación y otros riesgos potenciales para la salud. Estos datos también pueden utilizarse para adaptar los protocolos de recuperación y los planes de nutrición en función de las necesidades y respuestas individuales. Las ICO pueden ayudar en la detección precoz de conmociones cerebrales u otras lesiones cerebrales traumáticas, permitiendo una intervención médica rápida y garantizando la seguridad y el bienestar de los atletas. La integración de las ICO en el entrenamiento y seguimiento de los atletas representa un avance significativo en la ciencia del deporte y la optimización del rendimiento. Aprovechando el poder de la neurotecnología, entrenadores, preparadores físicos y atletas pueden adquirir un conocimiento más profundo de la conexión mente-cuerpo y descubrir nuevas formas de mejorar el rendimiento, prevenir lesiones y aumentar el bienestar general. A medida que esta tecnología siga evolucionando, el potencial de las ICO para revolucionar la industria del deporte y elevar las capacidades de los atletas no hará sino crecer, allanando el camino hacia un futuro en el que el potencial humano se maximice mediante la integración perfecta de la tecnología y la fisiología.

La mejora cognitiva en la psicología del deporte

La mejora cognitiva en la psicología del deporte se ha convertido en un punto de interés tanto para los investigadores como para los atletas, que buscan maximizar el rendimiento y obtener una ventaja competitiva. Utilizando neurotecnología como las ICO, los atletas pueden aprovechar sus capacidades cognitivas de formas que antes se consideraban imposibles. Estos avances tienen el potencial de revolucionar la forma en que los atletas entrenan y compiten, abriendo nuevas posibilidades para optimizar procesos mentales como la concentración, la toma de decisiones y el tiempo de respuesta. La incorporación de la tecnología ICO a la psicología del deporte no sólo mejora el rendimiento atlético individual, sino que también contribuye a la comprensión general de la cognición humana en situaciones de alta presión. La integración de técnicas de mejora cognitiva en la psicología del deporte a través de la neurotecnología representa un cambio de paradigma en la forma en que los atletas abordan el entrenamiento mental. Con la capacidad de controlar y modular la actividad cerebral en tiempo real, los atletas pueden afinar sus funciones cognitivas para alcanzar niveles máximos de rendimiento. Este enfoque personalizado del acondicionamiento mental permite intervenciones específicas basadas en perfiles neurocognitivos individuales, mejorando la eficacia de los regímenes de entrenamiento y las estrategias de rendimiento. Aprovechando el poder de las ICO en la psicología del deporte, los atletas pueden liberar todo su potencial cognitivo y superar los límites de los logros atléticos humanos. Las implicaciones de la mejora cognitiva en la psicología del deporte van más allá del aumento del rendimiento individual y se extienden a consideraciones sociales más amplias. A medida que avanza la neurotecnología, pasan a primer plano los dilemas éticos relativos a la equidad, el consentimiento y el potencial de mejora más allá de las capacidades naturales. Abordar estas complejas cuestiones será primordial para garantizar el uso responsable y ético de las herramientas de mejora cognitiva en la psicología del deporte. Si se afrontan estos retos de forma reflexiva y ética, la integración de las ICO en la psicología del deporte puede no sólo mejorar el rendimiento atlético, sino también suscitar debates significativos sobre el futuro de la mejora humana y los límites de las capacidades cognitivas.

Implicaciones éticas de la neurotecnología de mejora del rendimiento

Una de las consideraciones éticas más acuciantes en torno al uso de neurotecnología para mejorar el rendimiento es la posibilidad de crear campos de juego desiguales en diversos ámbitos, como el académico, el deportivo y el laboral. Dado que los individuos con acceso a estas tecnologías pueden obtener ventajas cognitivas o físicas sobre sus compañeros, surgen preguntas sobre la equidad y el impacto en la competición. En los deportes, los atletas que utilizan neurotecnología para mejorar sus capacidades cognitivas o su rendimiento físico podrían tener una ventaja injusta sobre los que no tienen acceso a esas mejoras. Esto suscita preocupación sobre la integridad de las competiciones y las implicaciones para quienes puedan sentirse presionados a utilizar estas tecnologías para seguir siendo competitivos. El uso de neurotecnología para mejorar el rendimiento puede difuminar los límites entre las capacidades naturales y las aumentadas artificialmente, lo que plantea cuestiones sobre la autenticidad y el concepto de mejora humana. A medida que

97

los individuos mejoran sus funciones cognitivas o habilidades físicas mediante la neurotecnología, la frontera entre lo que se considera "natural" y "mejorado" se vuelve cada vez menos clara. Esto desafía las nociones tradicionales de las capacidades humanas y plantea cuestiones filosóficas sobre la naturaleza de la identidad y la autenticidad. La posibilidad de que los individuos alteren su personalidad o sus procesos cognitivos mediante la neurotecnología suscita preocupaciones sobre la autonomía y el libre albedrío, ya que los individuos pueden verse influidos o manipulados de formas que podrían tener consecuencias de gran alcance. Otra consideración ética clave en el uso de la neurotecnología para mejorar el rendimiento es el impacto potencial en las normas y valores sociales. A medida que estas tecnologías se generalizan y se hacen más accesibles, pueden cambiar las expectativas sociales sobre las capacidades y el rendimiento humanos. Esto puede aumentar la presión sobre los individuos para que se mejoren a sí mismos mediante la neurotecnología con el fin de cumplir las normas o expectativas sociales. La normalización del uso de la neurotecnología para mejorar el rendimiento puede exacerbar las desigualdades existentes, ya que quienes no pueden permitirse o acceder a estas tecnologías pueden quedar en desventaja. Esto pone de relieve la importancia de considerar las implicaciones sociales más amplias del uso de la neurotecnología para mejorar el rendimiento y garantizar la existencia de directrices éticas que protejan a las personas y promuevan la equidad.

XVI. NEUROTECNOLOGÍA Y SOSTENIBILIDAD MEDIOAMBIENTAL

La neurotecnología, en particular el desarrollo de las ICO, tiene un inmenso potencial para impulsar iniciativas de sostenibilidad medioambiental. Aprovechando el poder de la tecnología ICO, las personas pueden mejorar sus capacidades cognitivas, permitiendo así procesos de toma de decisiones más eficaces en relación con las prácticas de sostenibilidad. La ICO podría facilitar el seguimiento en tiempo real de los datos medioambientales, permitiendo respuestas más precisas e inmediatas a retos medioambientales como el cambio climático o los esfuerzos de conservación. Esta mayor concienciación y el enfoque basado en los datos pueden conducir a una gestión más eficaz de los recursos y a intervenciones políticas informadas para proteger el planeta. La integración de la ICO con sensores y dispositivos medioambientales puede permitir soluciones de sostenibilidad personalizadas, adaptadas a las preferencias y comportamientos individuales. Al proporcionar a los usuarios información directa sobre su impacto medioambiental, la ICO puede promover prácticas sostenibles a nivel individual, fomentando una cultura de conservación y hábitos ecológicos. Aprovechando las capacidades cognitivas de los individuos mediante la ICO, pueden desarrollarse soluciones innovadoras para una vida sostenible, como las tecnologías domésticas inteligentes que optimizan el uso de la energía basándose en la información cognitiva y las preferencias del usuario. La fusión de la neurotecnología y la sostenibilidad medioambiental puede revolucionar la forma en que los seres humanos interactuamos con el medio ambiente y lo protegemos. Aprovechando el poder de la ICO, los individuos pueden implicarse más activamente en los esfuerzos de sostenibilidad, lo que conducirá a una sociedad más consciente y responsable con el medio ambiente. A medida que la tecnología de la ICO sigue avanzando, es crucial explorar sus aplicaciones en el ámbito de la sostenibilidad medioambiental para aprovechar sus capacidades transformadoras en beneficio del planeta y de las generaciones futuras.

Aplicaciones de la ICO en la vigilancia medioambiental

A medida que la tecnología sigue avanzando, las aplicaciones de las ICO en la vigilancia del medio ambiente han empezado a ganar adeptos. Integrando la tecnología ICO con sensores medioambientales, los investigadores pueden desarrollar formas innovadoras de seguir y analizar datos medioambientales en tiempo real. Esto puede conducir a una vigilancia más eficaz y precisa de diversos factores medioambientales, como la calidad del aire, la contaminación del agua y la biodiversidad. Con la capacidad de interpretar las señales cerebrales, las ICO pueden proporcionar a los investigadores una perspectiva única de cómo interactúan los individuos con su entorno, permitiendo una comprensión más profunda de las interacciones entre el ser humano y el medio ambiente. Una de las principales ventajas del uso de las ICO para la vigilancia del medio ambiente es la posibilidad de mejorar los esfuerzos de conservación medioambiental. Aprovechando el poder de las señales neuronales, los investigadores pueden obtener información valiosa sobre cómo perciben y responden los individuos a los cambios medioambientales. Esta información puede ayudar a fundamentar las estrategias y políticas de conservación, lo que conducirá a prácticas de gestión medioambiental más eficaces y sostenibles. La tecnología ICO puede permitir la detección precoz de problemas medioambientales, lo que permite aplicar medidas de intervención y mitigación a tiempo. El uso de la ICO en la vigilancia medioambiental puede allanar el camino hacia soluciones medioambientales más personalizadas y receptivas. Analizando las señales cerebrales individuales en relación con los estímulos ambientales, los investigadores pueden adaptar las intervenciones para satisfacer necesidades y preferencias específicas. Este nivel de personalización puede conducir a un mayor compromiso y participación en los esfuerzos de conservación del medio ambiente, lo que en última instancia conducirá a una sociedad más consciente del medio ambiente. La integración de la tecnología ICO en la vigilancia medioambiental es muy prometedora para mejorar nuestra comprensión del medio ambiente e impulsar acciones de conservación sostenible.

Neurofeedback para un cambio de comportamiento sostenible

La neurorretroalimentación se ha mostrado prometedora como herramienta para el cambio de conducta sostenible, al permitir a las personas autorregular su actividad cerebral. Al proporcionar información en tiempo real sobre los patrones de las ondas cerebrales, la neurorretroalimentación permite a los usuarios modificar conscientemente sus pensamientos, emociones y conductas. Este mecanismo de autorregulación puede producir cambios duraderos en el comportamiento, ya que las personas aprenden a controlar su actividad cerebral en respuesta a señales o estímulos específicos. Mediante sesiones repetidas de entrenamiento con neurorretroalimentación, las personas pueden reforzar las vías neuronales asociadas a los comportamientos deseados, lo que en última instancia conduce a cambios más sostenibles en los hábitos y las acciones. Este proceso de neuroplasticidad sienta las bases del cambio de conducta al recablear el cerebro para que apoye los hábitos positivos y la toma de decisiones. La neurorretroalimentación tiene el potencial de abordar los mecanismos neurales subyacentes que contribuyen a los comportamientos inadaptados, como la adicción o la impulsividad. Al dirigirse a regiones o redes cerebrales específicas implicadas en estos comportamientos, la neurorretroalimentación puede ayudar a las personas a desarrollar patrones de actividad neuronal más adaptativos. Los estudios han demostrado que el entrenamiento con neurorretroalimentación puede modular la actividad del córtex prefrontal, una región crucial para funciones ejecutivas como el autocontrol y la toma de decisiones. Al mejorar el funcionamiento de esta región cerebral mediante la neurorretroalimentación, las personas pueden experimentar una mejora de la autorregulación y una reducción de la impulsividad, promoviendo un cambio de conducta sostenible en el tiempo. La naturaleza personalizada de la neurorretroalimentación la convierte en una poderosa herramienta para el cambio de conducta sostenible, ya que adapta las intervenciones a los patrones de actividad cerebral únicos del individuo. Al captar datos en tiempo real sobre la actividad de las ondas cerebrales y proporcionar información inmediata, la neurorretroalimentación puede adaptar sus protocolos de entrenamiento para optimizar los resultados de cada usuario. Este enfoque individualizado permite intervenciones específicas que abordan mecanismos neuronales concretos subyacentes a conductas problemáticas, aumentando la eficacia y la sostenibilidad de los esfuerzos de cambio de conducta. A medida que la tecnología de la neurorretroalimentación siga avanzando, integrando algoritmos de aprendizaje automático y protocolos adaptativos, se espera que aumente el potencial del cambio de conducta personalizado y sostenible mediante el entrenamiento con neurorretroalimentación.

La neurotecnología en la promoción de prácticas respetuosas con el medio ambiente

La neurotecnología tiene el potencial de revolucionar las prácticas ecológicas mejorando las interacciones humanas con el medio ambiente mediante las ICO. Aprovechando el poder de la neurotecnología, las personas pueden estar más en sintonía con su entorno y tomar decisiones más respetuosas con el medio ambiente. Las ICO pueden utilizarse para monitorizar la actividad cerebral en respuesta a diferentes estímulos ambientales, proporcionando información valiosa sobre cómo reaccionan las personas a su entorno. Estos datos pueden utilizarse para desarrollar estrategias que promuevan comportamientos ecológicos, como reducir el consumo de energía o la producción de residuos. Mediante la combinación de neurociencia y tecnología, la neurotecnología puede desempeñar un papel clave en el impulso de prácticas sostenibles y la promoción de un modo de vida más respetuoso con el medio ambiente. La neurotecnología puede utilizarse para crear soluciones innovadoras a los retos medioambientales aprovechando las capacidades cognitivas de las personas. Por ejemplo, al incorporar la tecnología ICO a los sistemas de control medioambiental, se puede proporcionar información en tiempo real sobre las condiciones medioambientales basándose en las señales cerebrales. Esto puede permitir una gestión más eficaz y eficiente de los recursos, con la consiguiente mejora de los esfuerzos de conservación y la reducción del impacto medioambiental. La neurotecnología puede mejorar la comunicación y la colaboración entre las partes interesadas del sector medioambiental, facilitando el intercambio de ideas y estrategias para el desarrollo sostenible. Aprovechando el potencial de la neurotecnología, se pueden promover y aplicar prácticas ecológicas a mayor escala, fomentando una sociedad más consciente del medio ambiente. La integración de la neurotecnología en la promoción de prácticas ecológicas es inmensamente prometedora para configurar un futuro sostenible. Aprovechando las capacidades de las ICO, los individuos pueden comprometerse más y ser más proactivos a la hora de abordar los retos medioambientales. Mediante aplicaciones innovadoras de la neurotecnología, como la monitorización de la actividad cerebral en respuesta a estímulos medioambientales y la mejora de la comunicación en el sector medioambiental, se pueden promover e implantar prácticas sostenibles de forma más eficaz. Mientras seguimos explorando las posibilidades de la neurotecnología, estamos allanando el camino hacia una sociedad más consciente del medio ambiente, en la que la tecnología y la neurociencia convergen para crear un mundo más sano y sostenible para las generaciones futuras.

XVII. NEUROTECNOLOGÍA Y ENVEJECIMIENTO DE LA POBLACIÓN

A medida que la población anciana sigue creciendo en todo el mundo, la intersección entre la neurotecnología y el cuidado de los ancianos es cada vez más crucial. Con los avances en las ICO, existe la posibilidad de revolucionar la forma en que abordamos los retos cognitivos y neurológicos asociados al envejecimiento. Al aprovechar el poder de las señales neuronales, las ICO ofrecen una vía prometedora para potenciar las funciones cognitivas, mejorar la comunicación y restablecer la independencia de las personas mayores. Un ámbito clave en el que la neurotecnología puede tener un impacto significativo en la población de edad avanzada es el de la neurorrehabilitación. A medida que las personas envejecen, pueden experimentar un declive de las habilidades motoras o de la función cognitiva debido a enfermedades neurodegenerativas o afecciones relacionadas con la edad. Las ICO pueden utilizarse para facilitar la neuroplasticidad, permitiendo a los ancianos recuperar las funciones perdidas mediante la estimulación neural selectiva y el entrenamiento cognitivo. Esto puede mejorar la calidad de vida, la autonomía y el bienestar emocional de las personas mayores. La integración de las ICO en el cuidado de ancianos también puede ayudar a abordar el aislamiento social y la soledad de los ancianos. Al permitir una comunicación fluida mediante interfaces neuronales, las personas pueden permanecer conectadas con sus seres queridos, realizar actividades y participar en interacciones sociales que contribuyen a su salud mental y emocional general. Mientras seguimos explorando el potencial de la neurotecnología en las poblaciones de edad avanzada, es esencial tener en cuenta las implicaciones éticas, los problemas de privacidad y las cuestiones de accesibilidad para garantizar que estas innovaciones beneficien a los adultos mayores de forma segura y equitativa.

Apoyo cognitivo para personas mayores

Al abordar las necesidades de apoyo cognitivo de las personas mayores, es crucial tener en cuenta los retos específicos a los que se enfrenta esta población a medida que envejece. El deterioro cognitivo es un problema común entre los ancianos, que afecta a la memoria, la toma de decisiones y el funcionamiento cognitivo general. Proporcionar apoyo cognitivo mediante intervenciones como ejercicios de entrenamiento cerebral, terapia cognitiva y soluciones tecnológicas personalizadas puede ayudar a mitigar los efectos del deterioro cognitivo relacionado con la edad. Participando en actividades cognitivas regulares y utilizando tecnología de apoyo a las funciones cognitivas, las personas mayores pueden mejorar su agudeza mental y su calidad de vida en general. Un enfoque eficaz del apoyo cognitivo a las personas mayores es el uso de soluciones tecnológicas personalizadas que se adapten a sus necesidades cognitivas específicas. Las ICO pueden ser especialmente beneficiosas en este sentido, ya que ofrecen un enlace directo entre el cerebro y los dispositivos externos, permitiendo la monitorización y la retroalimentación en tiempo real. Al incorporar las ICO a los programas de apoyo cognitivo para ancianos, las personas pueden participar en ejercicios cognitivos interactivos y personalizados dirigidos a sus problemas cognitivos específicos. Este enfoque personalizado puede dar lugar a resultados de apoyo cognitivo más eficaces y mejorar el funcionamiento cognitivo general de las personas mayores. La integración de las ICO en los programas de apoyo cognitivo para ancianos también puede mejorar las interacciones sociales y el compromiso, que son aspectos cruciales de un envejecimiento saludable. Utilizando las ICO para actividades de comunicación y compromiso cognitivo, las personas mayores pueden permanecer conectadas con sus compañeros, familias y comunidades, reduciendo los sentimientos de aislamiento y soledad. Este aspecto social del apoyo cognitivo es esencial para el bienestar general y la salud mental de las personas mayores, lo que pone de relieve el potencial de las ICO no sólo para mejorar el funcionamiento cognitivo, sino también para mejorar la calidad de vida y la conexión social de la población anciana.

Neurorrehabilitación para el deterioro cognitivo relacionado con la edad

En el campo de la neurorrehabilitación para el deterioro cognitivo relacionado con la edad, las ICO han demostrado un potencial prometedor para mejorar la función cognitiva y la calidad de vida de las personas mayores. Mediante el entrenamiento con neurorretroalimentación y ejercicios cognitivos adaptados a las necesidades individuales, las ICO pueden dirigirse a dominios cognitivos específicos como la memoria, la atención y la función ejecutiva. Estas intervenciones personalizadas pueden ayudar a reforzar las conexiones neuronales y mejorar la resistencia cognitiva frente al deterioro relacionado con la edad. Las ICO pueden proporcionar información en tiempo real sobre la actividad cerebral, permitiendo a las personas participar activamente en su rehabilitación cognitiva y seguir sus progresos a lo largo del tiempo. Las ICO pueden integrarse con otras técnicas de neurorrehabilitación, como la estimulación magnética transcraneal (EMT) y la neurorretroalimentación, para crear un enfoque integral y sinérgico del entrenamiento cognitivo. Esta combinación de intervenciones aprovecha el poder de la neuromodulación y la plasticidad neuronal para promover la recuperación y mejorar el funcionamiento cognitivo en los adultos mayores. Al estimular regiones cerebrales específicas implicadas en la consolidación de la memoria, la modulación de la atención y el control cognitivo, las ICO pueden facilitar la neuroplasticidad y apoyar la reorganización de las redes neuronales para compensar los cambios cerebrales relacionados con la edad. La naturaleza no invasiva de las ICO las hace seguras y accesibles para los adultos mayores, permitiendo el entrenamiento y la monitorización cognitivos en casa. Gracias a los avances de la tecnología ICO para llevar puesta, las personas mayores pueden beneficiarse de un apoyo cognitivo y una retroalimentación continuos en su vida diaria, promoviendo la salud cognitiva y el bienestar a largo plazo. A medida que la investigación en neurorrehabilitación sigue evolucionando, las ICO son muy prometedoras para revolucionar este campo y mejorar los resultados cognitivos de las personas mayores, mejorando en última instancia su calidad de vida y su independencia.

Consideraciones éticas para mejorar la calidad de vida de las personas mayores

Las consideraciones éticas desempeñan un papel crucial en el desarrollo y la aplicación de tecnologías destinadas a mejorar la calidad de vida de las personas mayores. A medida que progresan los avances en neurotecnología, como las ICO, los dilemas éticos relativos a la autonomía, la privacidad y el consentimiento adquieren cada vez más relevancia. Las personas mayores pueden enfrentarse a problemas relacionados con la capacidad de tomar decisiones, por lo que es esencial garantizar que cualquier mejora de su calidad de vida esté en consonancia con sus valores y preferencias. Las cuestiones relacionadas con la seguridad de los datos y el consentimiento informado deben resolverse cuidadosamente para proteger a las poblaciones vulnerables de posibles daños. En el contexto de las personas mayores, las consideraciones éticas van más allá de la autonomía individual y abarcan implicaciones sociales más amplias. El uso de ICO en poblaciones de edad avanzada plantea cuestiones sobre la asignación de recursos, el acceso a la asistencia y la distribución equitativa de los avances tecnológicos. Como tales, los responsables políticos y los proveedores de asistencia sanitaria deben lidiar con las complejidades éticas de equilibrar los beneficios potenciales de la neurotecnología para las personas mayores con la necesidad de abordar las disparidades en el acceso y la asequibilidad de la asistencia sanitaria. Deben considerarse cuidadosamente las cuestiones de justicia social e inclusión para garantizar que los avances en la calidad de vida no agraven las desigualdades existentes entre los mayores. Abordar las consideraciones éticas en la mejora de la calidad de vida de los mayores mediante la neurotecnología requiere un enfoque matizado que dé prioridad al respeto de la autonomía, la dignidad y el bienestar individuales. Entablando un diálogo transparente con las personas mayores, los cuidadores y otras partes interesadas, pueden desarrollarse marcos éticos que guíen la aplicación responsable y equitativa de las ICO y otras neurotecnologías. De este modo, podemos aprovechar el potencial transformador de estas tecnologías no sólo para mejorar la calidad de vida de los mayores, sino también para promover la justicia social y el florecimiento humano a lo largo de toda la vida.

XVIII. NEUROTECNOLOGÍA Y SALUD GLOBAL

Otro aspecto importante de la neurotecnología es su impacto potencial en la salud mundial. Las ICO tienen la capacidad de revolucionar la asistencia sanitaria proporcionando soluciones innovadoras para una amplia gama de afecciones médicas. Las ICO pueden utilizarse en el tratamiento de discapacidades motoras, permitiendo a las personas con parálisis controlar prótesis o comunicarse mediante la síntesis del habla. Esto puede mejorar significativamente la calidad de vida de pacientes con afecciones como lesiones medulares o ELA, ofreciéndoles mayor independencia y autonomía. La neurotecnología también puede desempeñar un papel crucial en la neurorrehabilitación de los pacientes con ictus. Mediante el uso de ICO para facilitar la plasticidad cerebral y mejorar las conexiones neuronales, las personas que se recuperan de un ictus pueden experimentar una mejora de la función motora y las capacidades cognitivas. Este enfoque personalizado de la rehabilitación muestra resultados prometedores en el restablecimiento de las funciones perdidas y la promoción de la recuperación. El potencial de las ICO para tratar trastornos neurológicos y psiquiátricos, como la epilepsia o la depresión, abre nuevas vías para intervenciones específicas y terapias personalizadas, mejorando en última instancia los resultados para los pacientes de todo el mundo. La intersección de la neurotecnología y la salud mundial es muy prometedora para el futuro de la asistencia sanitaria. A medida que las ICO siguen evolucionando y se hacen más sofisticadas, las aplicaciones potenciales en entornos médicos son enormes. Desde mejorar la movilidad de las personas con discapacidad hasta facilitar la neurorrehabilitación tras lesiones neurológicas, no puede subestimarse el impacto transformador de la neurotecnología en la salud mundial. Si abordamos los retos éticos y sociales, y aprovechamos el poder de las ICO para los avances médicos, podemos aspirar a un futuro en el que la neurotecnología desempeñe un papel central en la mejora de los resultados sanitarios y la calidad de vida de las personas de todo el mundo.

Aplicaciones de la ICO en los países en desarrollo

En el contexto de los países en vías de desarrollo, las aplicaciones potenciales de las ICO son enormes y podrían tener un impacto significativo en diversos sectores, como la sanidad, la educación y la comunicación. Un área crucial en la que las ICO podrían marcar la diferencia es en la prestación de mejores servicios sanitarios a las poblaciones desatendidas. Las ICO podrían utilizarse para facilitar las consultas médicas y los diagnósticos a distancia, permitiendo a las personas de zonas remotas acceder a los profesionales sanitarios sin necesidad de recorrer largas distancias. Esto podría resolver el problema de las limitadas infraestructuras sanitarias de los países en desarrollo, mejorando la calidad general y la accesibilidad de los servicios sanitarios. Las ICO también podrían desempeñar un papel fundamental en la mejora de las oportunidades educativas en los países en desarrollo, proporcionando formas innovadoras de aprendizaje y comunicación. Las ICO podrían utilizarse para ayudar a las personas con discapacidad a acceder a los recursos educativos y a participar en plataformas de aprendizaje en línea. Esto puede ayudar a reducir la brecha digital y garantizar que todas las personas, independientemente de sus capacidades físicas, tengan el mismo acceso a la educación. Las ICO podrían abrir nuevas posibilidades de experiencias de aprendizaje interactivas y envolventes, mejorando en última instancia la calidad de la educación en los países en desarrollo. La aplicación de las ICO en los países en desarrollo podría extenderse también a la mejora de la comunicación y la conectividad de las comunidades marginadas. Al permitir que las personas con limitaciones físicas se comuniquen más eficazmente mediante señales neuronales, las ICO podrían mejorar la inclusión social y capacitar a las personas para participar activamente en la sociedad. Esto tiene el potencial de derribar barreras y crear una sociedad más inclusiva y equitativa en la que todos tengan la oportunidad de participar y contribuir a la comunidad. La adopción de las ICO en los países en vías de desarrollo podría revolucionar la asistencia sanitaria, la educación y la comunicación, conduciendo a una sociedad más interconectada e igualitaria.

Neurotecnología de apoyo a la salud mental

A medida que avanza la neurotecnología, la posibilidad de utilizar las ICO como apoyo a la salud mental es un área de creciente interés e investigación. Las ICO tienen la capacidad de controlar la actividad cerebral y proporcionar información en tiempo real, lo que podría ser útil para detectar y tratar enfermedades mentales como la ansiedad, la depresión y el TEPT. Utilizando la neurotecnología, los terapeutas y los médicos podrían obtener información valiosa sobre el funcionamiento del cerebro y adaptar las intervenciones de forma más eficaz en función de las respuestas neurológicas individuales. Este enfo-

113

que personalizado podría aumentar significativamente la eficacia de los tratamientos de salud mental y mejorar los resultados para los pacientes. Una ventaja clave de la incorporación de la neurotecnología al apoyo a la salud mental es el potencial para la intervención precoz y las medidas preventivas. Las ICO tienen la capacidad de detectar cambios sutiles en la actividad cerebral que pueden indicar el inicio de un problema de salud mental antes de que los síntomas se manifiesten abiertamente. Esta detección precoz podría allanar el camino a intervenciones oportunas, como terapias dirigidas o entrenamiento en neurorretroalimentación, para abordar los desequilibrios neuronales subyacentes y evitar la escalada de los problemas de salud mental. Aprovechando la neurotecnología para la vigilancia y la intervención proactivas, las personas pueden tener más posibilidades de mantener el bienestar mental y la resiliencia frente a los factores estresantes o desencadenantes que podrían exacerbar el malestar psicológico. La integración de las ICO en el apoyo a la salud mental es prometedora para mejorar la accesibilidad y eficacia de la terapia para diversas poblaciones. Mediante la monitorización a distancia y las plataformas de telesalud, las personas de zonas remotas o desatendidas pueden acceder potencialmente a intervenciones neurotecnológicas y recibir apoyo oportuno para sus necesidades de salud mental. Las ICO podrían colmar las lagunas de comunicación de personas con enfermedades como el autismo o trastornos mentales graves, permitiéndoles expresar sus pensamientos y emociones con mayor eficacia. Al democratizar el acceso al apoyo avanzado en salud mental mediante la neurotecnología, el campo de la atención a la salud mental podría ser testigo de un cambio de paradigma hacia intervenciones más personalizadas, eficaces e inclusivas.

Retos éticos en la aplicación de soluciones neurotecnológicas

Uno de los retos éticos más destacados en la aplicación de soluciones neurotecnológicas como las ICO es la cuestión de la privacidad y la seguridad de los datos neuronales. Como las ICO recogen y transmiten información sensible directamente del cerebro, existe un riesgo importante de acceso no autorizado o uso indebido de estos datos. Proteger la confidencialidad e integridad de los datos neuronales es crucial para garantizar la confianza y aceptación de la tecnología ICO entre los usuarios. La posibilidad de que se produzcan filtraciones de datos o piratería informática plantea un grave dilema ético que debe abordarse mediante sólidos protocolos de encriptación y sistemas seguros de almacenamiento de datos. Otra preocupación ética que surge en la implantación de soluciones neurotecnológicas es el riesgo de dependencia y abuso de la tecnología. A medida que las ICO se integran más en la vida cotidiana, existe la posibilidad de que los individuos se vuelvan excesivamente dependientes de estos dispositivos para la comunicación, el entretenimiento o incluso la toma de decisiones. La dependencia excesiva de la tecnología de ICO podría conducir a una reducción de la autonomía y la agencia, planteando cuestiones sobre las implicaciones éticas de dicha dependencia de dispositivos externos para las funciones cognitivas. Es esencial establecer directrices y marcos que promuevan el uso responsable y consciente de las ICO, protegiendo al mismo tiempo contra el uso indebido o la dependencia excesiva de estas tecnologías. La manipulación directa del cerebro humano mediante las ICO plantea importantes consideraciones éticas sobre la autonomía, el consentimiento y la posibilidad de coacción. La capacidad de alterar la actividad neuronal e influir en los procesos cognitivos mediante interfaces externas plantea cuestiones complejas sobre la agencia individual y los límites de la libertad cognitiva. Deben establecerse marcos éticos para delinear los límites de las intervenciones permisibles mediante ICO y garantizar que los usuarios conserven el control sobre sus propios pensamientos y acciones. Abordar estos retos éticos es esencial para fomentar un enfoque responsable y ético de la aplicación de soluciones neurotecnológicas y apoyar el impacto positivo de las ICO en la sociedad.

XIX. NEUROTECNOLOGÍA Y NEURODIVERSIDAD

La neurotecnología tiene el potencial de revolucionar nuestra forma de entender el cerebro e interactuar con él, sobre todo en el contexto de la neurodiversidad. Al tender un puente entre la tecnología y la neurociencia, las ICO ofrecen una plataforma única para que las personas con diversos perfiles neurológicos se comuniquen y se relacionen con el mundo de nuevas formas. Esto tiene profundas implicaciones para la inclusión y el empoderamiento de las poblaciones neurodiversas, ya que las ICO pueden proporcionar medios alternativos de expresión y conexión adaptados a las necesidades y capacidades individuales. Una de las principales ventajas de la neurotecnología en el contexto de la neurodiversidad es su capacidad para apoyar y mejorar la comunicación de personas con diversos perfiles neurológicos. Para quienes pueden tener dificultades con los modos tradicionales de comunicación, como el lenguaje verbal o escrito, las ICO ofrecen una vía directa para expresar pensamientos, emociones y deseos. Esto no sólo facilita una mayor autonomía y agencia para las personas neurodiversas, sino que también promueve una comprensión y apreciación más profundas de sus perspectivas y experiencias únicas. El uso de la neurotecnología en el contexto de la neurodiversidad pone de relieve la importancia de diseñar tecnologías inclusivas y accesibles que se adapten a una amplia gama de capacidades cognitivas y sensoriales. Al dar prioridad a los principios del diseño centrado en el usuario y aceptar la diversidad de la cognición humana, las neurotecnologías como las ICO tienen el potencial de derribar barreras y crear oportunidades más equitativas para todas las personas, independientemente de sus diferencias neurológicas. Este cambio hacia un panorama tecnológico más integrador y favorable a la neurodiversidad representa un paso importante hacia la construcción de una sociedad más acogedora y solidaria con todas las personas, independientemente de sus perfiles neurocognitivos.

Mejorar la accesibilidad para las personas neurodiversas

A medida que avanza la tecnología, crece la necesidad de mejorar la accesibilidad para las personas neurodiversas, sobre todo en el ámbito de la neurotecnología y las ICO. Al mejorar la accesibilidad, las personas con trastornos como el autismo, el TDAH y la dislexia pueden interactuar mejor con la tecnología y acceder a sus ventajas. Una forma de mejorar la accesibilidad es diseñar interfaces de usuario que se adapten a las necesidades específicas de las personas neurodiversas, como proporcionar ajustes personalizables para las sensibilidades sensoriales o modos alternativos de entrada para las personas con deficiencias motoras. Incorporar principios de diseño universal también puede ayudar a garantizar que la tecnología sea utilizable por una amplia gama de personas, incluidas las que tienen capacidades neurodiversas. Fomentar un enfoque de diseño más integrador en el desarrollo de la neurotecnología puede conducir a una mayor participación e implicación de las personas neurodiversas en diversos aspectos de la sociedad, como la educación, el empleo y las interacciones sociales. Al crear dispositivos neurotecnológicos que admitan diferentes estilos de aprendizaje o preferencias de comunicación, las personas con características neurodiversas pueden desenvolverse más fácilmente en su entorno y participar en actividades que antes les resultaban difíciles. Esta inclusividad también puede ayudar a reducir el estigma y promover la aceptación de la neurodiversidad en la sociedad, dando lugar a una comunidad más solidaria y comprensiva para todas las personas. Además de mejorar la accesibilidad mediante consideraciones de diseño, es crucial proporcionar formación y apoyo adecuados para que las personas neurodiversas utilicen eficazmente la neurotecnología y las ICO. Ofreciendo programas de formación y recursos a medida, las personas pueden aprender a aprovechar estas tecnologías para mejorar sus capacidades cognitivas, sus habilidades de comunicación y su calidad de vida en general. Invertir en investigación y desarrollo centrados en las poblaciones neurodiversas puede conducir a soluciones y avances innovadores que aborden las necesidades y preferencias únicas de estas personas. Mejorar la accesibilidad de las personas neurodiversas en el ámbito de la neurotecnología no es sólo una cuestión de responsabilidad social, sino también un medio de promover la diversidad, la inclusión y la capacitación en la era digital.

Apoyo a las comunidades neurodivergentes con tecnología ICO

A medida que avanza el campo de la neurotecnología, crece el interés por saber cómo las ICO pueden ayudar a las comunidades neurodivergentes. Aprovechando el poder de la tecnología ICO, las personas con afecciones como autismo, TDAH, dislexia y otros trastornos del neurodesarrollo pueden mejorar su comunicación, sus capacidades cognitivas y su calidad de vida en general. Esto es especialmente importante, ya que los métodos tradicionales de apoyo no siempre son eficaces para las personas con rasgos neurodivergentes, lo que pone de relieve la necesidad de soluciones innovadoras que atiendan a las diferencias individuales en el funcionamiento neurológico. Una ventaja clave de utilizar la tecnología ICO para apoyar a las comunidades neurodivergentes es la posibilidad de personalizar las intervenciones y terapias en función de las necesidades únicas de cada individuo. Al analizar la actividad cerebral en tiempo real, las ICO pueden proporcionar información e intervenciones personalizadas dirigidas a funciones cognitivas o comportamientos específicos. Este nivel de precisión e individualización puede conducir a estrategias de apoyo más eficaces y eficientes que capaciten a las personas para alcanzar su pleno potencial. La naturaleza no invasiva de muchas tecnologías de ICO las hace accesibles a un amplio abanico de personas, lo que reduce las barreras de acceso y aumenta el alcance de los servicios de apoyo a la neurodiversidad. La integración de la tecnología ICO en el apoyo a las comunidades neurodivergentes puede fomentar una sociedad más integradora y comprensiva. Al promover la concienciación y la aceptación de la neurodiversidad, las ICO pueden ayudar a salvar las distancias de comunicación y fomentar la empatía entre individuos con perfiles cognitivos diversos. Esto no sólo beneficia a los individuos neurodivergentes, sino que también contribuye a una sociedad más compasiva e integradora que valora la diversidad en el funcionamiento neurológico. El potencial de la tecnología ICO para apoyar a las comunidades neurodivergentes pone de relieve el poder transformador de la neurotecnología para mejorar el bienestar humano y promover la aceptación de la neurodiversidad.

Consideraciones éticas en la inclusión neurotecnológica

Una de las consideraciones éticas clave en la inclusión neurotecnológica es la cuestión del consentimiento informado. A medida que las ICO se hacen más avanzadas y generalizadas, es imperativo garantizar que las personas comprendan plenamente los riesgos y las implicaciones del uso de dicha tecnología. El consentimiento informado implica no sólo proporcionar información sobre los posibles beneficios e inconvenientes del uso de la ICO, sino también garantizar que los individuos tengan la capacidad de tomar decisiones autónomas sobre su participación en dichas tecnologías. Esto resulta especialmente difícil cuando se considera a poblaciones con deficiencias o vulnerabilidades cognitivas que pueden no ser capaces de comprender plenamente las complejidades de la tecnología de ICO. Otra preocupación ética en la inclusión neurotecnológica es el potencial de discriminación y exclusión. Dado que las ICO pueden mejorar las capacidades cognitivas o proporcionar a las personas nuevas formas de comunicarse o interactuar con el mundo, quienes no tengan acceso a dichas tecnologías o no puedan permitírselas pueden quedarse atrás. Esto plantea cuestiones sobre la equidad y la justicia social en una sociedad en la que la neurotecnología podría exacerbar las desigualdades existentes. Es crucial considerar cómo garantizar que las ICO sean accesibles a todas las personas, independientemente de su estatus socioeconómico, nivel educativo u otros factores que podrían crear disparidades en el acceso a los avances neurotecnológicos. No hay que subestimar las implicaciones éticas de la privacidad y la seguridad de los datos en el contexto de las ICO. Con las ICO interactuando directamente con el cerebro humano, la posibilidad de una recogida de datos y una vigilancia invasivas plantea serias preocupaciones sobre la autonomía individual y la protección de la información neuronal sensible. Deben establecerse salvaguardias para proteger la privacidad de los datos neuronales, impedir el acceso no autorizado o el uso indebido de dicha información, y establecer directrices claras sobre cómo pueden utilizarse los datos neuronales de forma ética y responsable. Abordar estos retos éticos es esencial para garantizar que la inclusión neurotecnológica se logre de forma que se respeten los derechos y la dignidad de todas las personas implicadas.

XX. NEUROTECNOLOGÍA Y NEUROÉTICA EN LA EDUCACIÓN

A medida que avanza el campo de la neurotecnología, sus aplicaciones en la educación son cada vez más relevantes. Utilizando las ICO en entornos educativos, los educadores pueden obtener información valiosa sobre los procesos cognitivos y los niveles de compromiso de los alumnos. Estos datos pueden utilizarse para adaptar las estrategias educativas a los estilos de aprendizaje individuales, mejorando en última instancia la eficacia de la enseñanza y el aprendizaje. La neurotecnología en la educación puede ofrecer oportunidades para experiencias de aprendizaje más personalizadas y adaptables, que mejoren los resultados académicos de los alumnos. Una ventaja clave de la incorporación de la neurotecnología a la educación es el potencial para fomentar una comprensión más profunda de la neuroplasticidad y el desarrollo cerebral de los alumnos. Mediante el seguimiento de la actividad cerebral y las respuestas durante las tareas de aprendizaje, los educadores pueden identificar patrones de crecimiento cognitivo y áreas de mejora. Esta información puede orientar la aplicación de intervenciones específicas y estrategias educativas que favorezcan el desarrollo cognitivo y el éxito académico de los alumnos. La neurotecnología puede ayudar a los educadores a identificar signos tempranos de dificultades de aprendizaje o deficiencias cognitivas, permitiendo intervenciones y apoyo oportunos para los alumnos en situación de riesgo. La integración de la neurotecnología en la educación también plantea importantes consideraciones éticas relacionadas con la privacidad, la seguridad de los datos y el consentimiento informado. Salvaguardar los datos neuronales de los alumnos y garantizar que se utilicen de forma responsable y ética es primordial en los entornos educativos. Hay que considerar cuidadosamente las posibles consecuencias no deseadas de confiar demasiado en la neurotecnología en la educación, como reforzar las desigualdades o restar importancia a otros aspectos importantes del aprendizaje. Superando estos retos éticos con reflexión y responsabilidad, los educadores pueden aprovechar el potencial transformador de la neurotecnología para crear entornos de aprendizaje más integradores, personalizados y eficaces para todos los alumnos.

Aplicación de la ICO en entornos educativos

La integración de las ICO en entornos educativos es muy prometedora para mejorar la experiencia de aprendizaje de los alumnos. Utilizando la tecnología ICO, los educadores pueden obtener información valiosa sobre los procesos cognitivos de los alumnos, sus niveles de atención y su compromiso con los materiales de aprendizaje. Estos datos pueden utilizarse para adaptar la instrucción a los estilos y preferencias de aprendizaje individuales, lo que en última instancia conduce a resultados de aprendizaje más personalizados y eficaces. La ICO puede proporcionar información en tiempo real tanto a profesores como a alumnos, permitiendo ajustes e intervenciones inmediatas para optimizar las experiencias de aprendizaje en el aula. La implantación de la ICO en entornos educativos puede abrir nuevas vías a los alumnos con discapacidades o limitaciones físicas. Al permitir a estos alumnos interactuar con la tecnología y los materiales de aprendizaje utilizando sus señales cerebrales, la ICO puede ofrecer un entorno de aprendizaje más inclusivo y accesible. Esta inclusividad puede fomentar un sentimiento de autonomía e independencia entre los alumnos que pueden enfrentarse a barreras tradicionales para el aprendizaje. La tecnología de la ICO puede mejorar la comunicación y la colaboración entre los alumnos, permitiendo una integración perfecta de diversas perspectivas y capacidades en el entorno del aula. La integración de la ICO en entornos educativos representa un paso importante para revolucionar la forma en que aprendemos y enseñamos. Desde la instrucción personalizada hasta los entornos de aprendizaje inclusivos, los beneficios potenciales de incorporar la tecnología de la ICO a la educación son enormes. Es esencial abordar las consideraciones éticas, como la privacidad y la seguridad de los datos, así como garantizar que la tecnología de ICO se utilice de forma responsable y ética en los entornos educativos. La implantación con éxito de la ICO en la educación tiene el poder de transformar el futuro del aprendizaje y allanar el camino hacia un panorama educativo más inclusivo e innovador.

Mejorar el aprendizaje y el desarrollo cognitivo con la neurotecnología

La neurotecnología tiene el potencial de revolucionar el aprendizaje y el desarrollo cognitivo mejorando la forma en que las personas interactúan con la tecnología. Mediante el uso de ICO, los investigadores están explorando nuevas formas de mejorar la memoria, la atención y la función cognitiva en general. Al conectar directamente el cerebro con dispositivos externos, la neurotecnología puede facilitar experiencias de aprendizaje personalizadas, adaptadas a los patrones neuronales y preferencias únicas de cada individuo. Este enfoque personalizado puede conducir a resultados de aprendizaje más eficientes y a un mayor compromiso, mejorando en última instancia el desarrollo cognitivo de formas que antes se consideraban imposibles. La integración de la neurotecnología en entornos educativos ha mostrado resultados prometedores en la mejora de los resultados del aprendizaje de personas con discapacidades cognitivas o dificultades de aprendizaje. Las ICO pueden proporcionar información en tiempo real y experiencias de aprendizaje adaptativas, permitiendo a los alumnos aprender a su propio ritmo y de un modo que se adapte a sus estilos de aprendizaje individuales. La neurotecnología puede ayudar en el desarrollo de técnicas de neurorretroalimentación para mejorar la atención, la concentración y la retención de la memoria, ofreciendo nuevas posibilidades para mejorar el desarrollo cognitivo tanto en entornos académicos como profesionales. El uso de la neurotecnología y las ICO para mejorar el aprendizaje y el desarrollo cognitivo representa un avance innovador con un inmenso potencial para transformar la educación y la mejora cognitiva. A medida que los investigadores siguen explorando las capacidades de estas tecnologías, es crucial abordar las consideraciones éticas, los problemas de privacidad y las cuestiones de accesibilidad para garantizar que los beneficios de la neurotecnología se distribuyan equitativamente. Aprovechando el poder de la neurotecnología en entornos educativos y de desarrollo cognitivo, podemos abrir nuevas vías para el aprendizaje personalizado, la mejora cognitiva y la expansión del potencial humano en la era digital.

Implicaciones éticas de la potenciación neuronal en la educación

La potenciación neuronal en la educación mediante el uso de neurotecnología e ICO plantea una miríada de implicaciones éticas que deben examinarse cuidadosamente. Una de las principales preocupaciones es la posibilidad de exacerbar las disparidades educativas existentes, ya que quienes tienen acceso a las tecnologías de neuromejora pueden obtener ventajas injustas sobre sus compañeros. Esto podría llevar a un aumento de las desigualdades en el rendimiento académico, creando un sistema educativo de dos niveles basado en las capacidades de neuromejora. La presión para sobresalir académicamente mediante la neuromejora podría repercutir negativamente en la salud mental y el bienestar de los estudiantes, fomentando un entorno de aprendizaje competitivo y estresante. El uso de la neuromejora en la educación plantea cuestiones sobre la autonomía y el consentimiento, sobre todo cuando se trata de menores cuyos padres pueden tomar decisiones sobre la mejora de sus capacidades cognitivas sin su plena comprensión o consentimiento. También entra en juego la cuestión de la agencia y la identidad personal, ya que el uso de tecnologías de mejora neurológica podría desdibujar los límites entre la capacidad natural y el rendimiento mejorado artificialmente, alterando potencialmente el sentido del yo y la autoestima de las personas. Surgen preocupaciones sobre la privacidad y la seguridad de los datos, ya que las tecnologías de mejora neuronal implican la recogida y el almacenamiento de datos neuronales sensibles, lo que plantea cuestiones sobre quién tiene acceso a esta información y cómo puede utilizarse con fines comerciales o de vigilancia. Al abordar las implicaciones éticas de la neuromejora en la educación, los responsables políticos, los educadores y los tecnólogos deben trabajar juntos para establecer directrices y normativas claras que garanticen un acceso equitativo, el consentimiento informado y la protección de los datos. Deben desarrollarse marcos éticos que guíen la aplicación responsable de las tecnologías de neuromejora en entornos educativos, haciendo hincapié en la importancia de la transparencia, la equidad y el respeto de la autonomía individual. El diálogo y el compromiso públicos son cruciales para fomentar una comprensión más profunda de los dilemas éticos que plantea la neuromejora en la educación, fomentando la reflexión crítica y la toma de decisiones informadas para navegar por el complejo terreno de la mejora de las capacidades cognitivas mediante la neurotecnología.

XXI. NEUROTECNOLOGÍA E INTELIGENCIA EMOCIONAL

En el ámbito de la neurotecnología, la intersección entre las ICO y la inteligencia emocional ofrece una fascinante vía de exploración. Comprender cómo la neurotecnología puede mejorar la inteligencia emocional puede revolucionar la forma en que los seres humanos interactúan con la tecnología y entre sí. Al aprovechar los intrincados mecanismos del cerebro para procesar las emociones, las ICO podrían permitir una comunicación más matizada y empática en entornos virtuales, tendiendo un puente entre los mundos digital y físico. Esta fusión de tecnología y emoción promete aplicaciones en campos como la terapia de salud mental, las experiencias de realidad virtual e incluso la comunicación interpersonal. Los recientes avances en neurotecnología han mostrado resultados prometedores en la descodificación de estados emocionales basados en la actividad cerebral. Aprovechando el poder de las ICO para detectar e interpretar las señales emocionales, las personas podrían expresar sus sentimientos de forma más auténtica y matizada. Esta comunicación emocional mejorada podría dar lugar a interacciones más significativas y empáticas tanto en el ámbito personal como en el profesional. La capacidad de detectar respuestas emocionales en tiempo real mediante la neurotecnología podría revolucionar la forma en que comprendemos y respondemos a las emociones de los demás, fomentando conexiones más profundas y reduciendo los malentendidos. A medida que la neurotecnología sigue evolucionando, los investigadores exploran cada vez más el potencial de las ICO para mejorar la inteligencia emocional mediante respuestas en tiempo real e intervenciones personalizadas. Aprovechando los conocimientos obtenidos de la descodificación de las señales neuronales asociadas a las emociones, se podría ayudar a las personas a desarrollar una mayor conciencia de sí mismas y empatía. Este avance de la neurotecnología podría allanar el camino hacia un futuro en el que la inteligencia emocional no sólo se potencie, sino que también se democratice, creando una sociedad más empática y conectada. La fusión de neurotecnología e inteligencia emocional tiene el potencial de redefinir cómo nos relacionamos con nosotros mismos y con los demás, dando paso a una nueva era de interacciones humano-ordenador empáticas y emocionalmente inteligentes.

Aplicaciones de la ICO en el reconocimiento de emociones

El campo de la neurociencia ha avanzado mucho en los últimos años, lo que ha llevado al desarrollo de tecnologías innovadoras como las ICO. Una de las aplicaciones más interesantes de las ICO es el reconocimiento de las emociones humanas. Mediante el análisis de la actividad cerebral, las ICO pueden detectar patrones asociados a diversas emociones, proporcionando una valiosa herramienta para mejorar la interacción persona-ordenador. El reconocimiento de emociones mediante ICO tiene un inmenso potencial en campos como la sanidad, los juegos y la realidad virtual, donde comprender las emociones del usuario puede mejorar significativamente la experiencia global. En sanidad, el reconocimiento de emociones basado en ICO puede revolucionar la forma de diagnosticar y tratar los trastornos mentales. Al detectar con precisión los estados emocionales a través de las señales cerebrales, los médicos pueden adaptar las intervenciones a cada paciente, lo que conduce a enfoques de tratamiento más personalizados y eficaces. En el sector de los juegos, el reconocimiento de emociones puede crear experiencias inmersivas adaptando el juego al estado emocional del jugador en tiempo real. Esto no sólo mejora el compromiso del usuario, sino que también abre nuevas posibilidades para desarrollar sistemas de juego emocionalmente inteligentes que respondan a los sentimientos del jugador. En las aplicaciones de realidad virtual, el reconocimiento de emociones mediante ICO puede mejorar la sensación de presencia y realismo ajustando el entorno virtual en función de las respuestas emocionales del usuario. Esto puede dar lugar a experiencias virtuales más atractivas e impactantes, ya se utilicen para simulaciones de entrenamiento, fines terapéuticos o entretenimiento. La integración del reconocimiento de emociones con las ICO representa una vía prometedora para liberar todo el potencial de la interacción persona-ordenador, ofreciendo interesantes oportunidades para crear tecnologías más empáticas y receptivas.

Mejorar la Regulación Emocional mediante Neurofeedback

La neurorretroalimentación es una técnica prometedora que pretende mejorar la regulación emocional proporcionando información en tiempo real sobre la actividad cerebral. Al entrenar a las personas para que modulen sus patrones neuronales, la neurorretroalimentación puede ayudar a mejorar la resiliencia emocional y reducir los síntomas de ansiedad, depresión y otros trastornos del estado de ánimo. Los estudios han demostrado que la neurorretroalimentación puede producir mejoras significativas en la regulación emocional al fomentar la autoconciencia y las habilidades de autorregulación. Esta forma de entrenamiento cerebral también se ha relacionado con cambios en la conectividad y la actividad cerebrales, lo que sugiere efectos duraderos en el procesamiento emocional. La neurorretroalimentación puede ser especialmente beneficiosa para personas con trastornos como el TDAH, el TEPT y el autismo, en los que la desregulación emocional es un síntoma frecuente. Al dirigirse a regiones cerebrales específicas relacionadas con el control emocional, la neurorretroalimentación puede ayudar a recablear los circuitos neuronales y promover respuestas emocionales más sanas. Este enfoque personalizado del tratamiento de la salud mental ofrece una forma no invasiva y potencialmente eficaz de abordar los factores neurobiológicos subyacentes que contribuyen a la desregulación emocional. La capacidad de la neurorretroalimentación para dirigirse a redes cerebrales específicas implicadas en el procesamiento emocional permite una intervención más específica y eficaz en comparación con las terapias tradicionales. El campo de la neurorretroalimentación es muy prometedor para mejorar la regulación emocional y el bienestar mental general. A medida que la tecnología sigue avanzando, la incorporación de la neurorretroalimentación a las prácticas terapéuticas podría revolucionar la forma en que abordamos la desregulación emocional y los trastornos mentales. Aprovechando el poder de la neuroplasticidad y las ICO, las personas pueden aprender a regular sus emociones de forma más eficaz, lo que conduce a una mejora de la calidad de vida y la resiliencia psicológica. La integración de la neurorretroalimentación en las intervenciones generales de salud mental podría allanar el camino hacia un futuro en el que la regulación emocional no sea sólo un objetivo, sino una realidad tangible para muchas personas.

Consideraciones éticas en la manipulación emocional con neurotecnología

Una de las consideraciones éticas clave en la manipulación emocional con neurotecnología es la posible vulneración de la autonomía y la agencia del individuo. Al interactuar directamente con el cerebro e influir en las respuestas emocionales, existe el riesgo de anular los procesos de pensamiento y las emociones naturales del individuo, lo que plantea cuestiones de consentimiento y control. Esto suscita preocupación por las implicaciones éticas de manipular las emociones sin el consentimiento explícito del individuo, especialmente en los casos en que la tecnología se utiliza con fines comerciales o manipuladores. La cuestión de la transparencia y la responsabilidad también es crucial en el uso ético de la neurotecnología para la manipulación emocional. Es esencial que los desarrolladores y usuarios de estas tecnologías sean transparentes sobre las capacidades y limitaciones de los dispositivos, así como sobre las posibles implicaciones de la manipulación emocional. Deben establecerse mecanismos de rendición de cuentas y supervisión para garantizar que la tecnología se utiliza de forma responsable y ética, con salvaguardias para evitar usos indebidos o abusos. Deben tenerse en cuenta consideraciones de equidad y justicia social al explorar la manipulación emocional con neurotecnología. Existe el riesgo de que esta tecnología afecte de forma desproporcionada a las poblaciones vulnerables o agrave las desigualdades sociales existentes. Es crucial tener en cuenta las posibles consecuencias de la manipulación emocional en individuos de diversos orígenes y asegurarse de que existen directrices éticas para promover la justicia y la igualdad en la aplicación de esta tecnología. Navegar por las consideraciones éticas de la manipulación emocional con neurotecnología requiere un enfoque reflexivo y matizado que dé prioridad al respeto de la autonomía individual, la transparencia, la responsabilidad y la justicia social.

XXII. LA NEUROTECNOLOGÍA EN LA APLICACIÓN DE LA LEY Y LA JUSTICIA PENAL

La neurotecnología ha avanzado mucho en los últimos años, sobre todo en el campo de la aplicación de la ley y la justicia penal. La integración de las ICO en estos sectores puede revolucionar el modo en que se llevan a cabo las investigaciones y se interroga a los sospechosos. Aprovechando la neurotecnología, los cuerpos de seguridad pueden mejorar su capacidad para reunir pruebas, detectar engaños e incluso predecir comportamientos delictivos. Esta tecnología puede proporcionar información sobre los procesos cognitivos de las personas, permitiendo procedimientos de investigación más eficaces y eficientes. Una aplicación clave de la neurotecnología en las fuerzas de seguridad es el uso de técnicas de imagen cerebral, como la RMf, para detectar patrones de actividad neuronal asociados al engaño. Analizando la actividad cerebral durante el interrogatorio, los investigadores pueden identificar indicios de engaño y utilizar esta información para orientar sus pesquisas. Este enfoque tiene el potencial de mejorar la precisión de la detección de mentiras y reducir el riesgo de falsas confesiones. La tecnología ICO puede utilizarse para descifrar señales cerebrales relacionadas con la recuperación de la memoria, ayudando potencialmente a la identificación de sospechosos y a la reconstrucción de escenas del crimen. A pesar de las prometedoras aplicaciones de la neurotecnología en las fuerzas de seguridad, deben tenerse muy en cuenta los aspectos éticos y legales. El uso de la ICO con fines de interrogatorio plantea cuestiones sobre la privacidad, el consentimiento y el potencial uso coercitivo de la tecnología.

Deben establecerse salvaguardias para garantizar que la neurotecnología se utiliza de forma ética y de acuerdo con las normas legales establecidas. Al abordar estos retos, la sociedad puede aprovechar todo el potencial de la neurotecnología en la aplicación de la ley, manteniendo al mismo tiempo los principios fundamentales de justicia y respeto de los derechos individuales.

ICO para la detección de mentiras y el interrogatorio

A medida que avanzan las ICO, crece el interés por utilizar esta tecnología para detectar mentiras y realizar interrogatorios. Al aprovechar los patrones de actividad cerebral, las ICO pueden proporcionar un medio más preciso y fiable de detectar el engaño que los métodos tradicionales, como las pruebas poligráficas. Esto podría revolucionar el campo de la psicología forense y la investigación criminal, ofreciendo un enfoque más objetivo y científico para descubrir la verdad. Una de las principales ventajas de utilizar las ICO para detectar mentiras es el acceso directo que proporcionan a las señales cerebrales, obviando la necesidad de respuestas verbales o físicas que puedan ser manipuladas por el sujeto. Analizando la actividad neuronal asociada al engaño, los investigadores pueden desarrollar algoritmos que distingan entre respuestas veraces y engañosas con un alto grado de precisión. Esto podría conducir a técnicas de interrogatorio más eficaces y precisas, minimizando el riesgo de confesiones falsas o condenas erróneas. El uso de ICO para detectar mentiras también plantea importantes problemas éticos y legales. Las cuestiones relativas a la privacidad, el consentimiento y la fiabilidad de la tecnología deben considerarse cuidadosamente antes de su implantación generalizada en entornos legales. Existe un riesgo de vigilancia gubernamental intrusiva si las ICO se utilizan en procesos de interrogatorio sin la supervisión y regulación adecuadas. Mientras los investigadores siguen explorando el potencial de las ICM para la detección de mentiras, es crucial abordar estos retos éticos para garantizar el uso responsable y ético de esta tecnología en la búsqueda de la justicia.

Neuroimagen en la elaboración de perfiles delictivos y el análisis de pruebas

Las técnicas de neuroimagen han revolucionado la elaboración de perfiles criminales y el análisis de pruebas, al proporcionar una valiosa información sobre el funcionamiento del cerebro humano. Utilizando tecnologías como la EFIC y el EEG, los investigadores pueden descubrir patrones únicos de actividad cerebral asociados a procesos cognitivos específicos. Esto ha demostrado ser especialmente útil para determinar el engaño, la recuperación de la memoria y las respuestas emocionales en sospechosos y testigos, ayudando a identificar información crucial para las investigaciones criminales. La EFIC se ha utilizado para detectar el engaño analizando las regiones cerebrales asociadas a la toma de decisiones y el control cognitivo, ofreciendo un nuevo nivel de precisión en la detección del engaño. La neuroimagen tiene el potencial de ofrecer pruebas objetivas y con base científica en los casos penales, reduciendo la dependencia de las evaluaciones subjetivas o los testimonios de los testigos. Examinando los patrones de actividad cerebral en respuesta a estímulos o tareas relevantes para la escena de un crimen, los expertos forenses pueden obtener información sobre los procesos mentales de los individuos implicados. Esto puede ayudar a corroborar o cuestionar las declaraciones de los testigos, evaluar la credibilidad de los testimonios y aportar pruebas adicionales para apoyar o refutar las acusaciones ante un tribunal. El uso de la neuroimagen en la elaboración de perfiles criminales añade una nueva dimensión al análisis de las pruebas, aumentando la validez y fiabilidad de los procedimientos de investigación. A pesar de los prometedores avances en este campo, deben abordarse cuidadosamente las consideraciones éticas relativas al uso de la neuroimagen en las investigaciones criminales. Cuestiones como la privacidad, el consentimiento y el posible uso indebido de los datos de neuroimagen plantean importantes interrogantes sobre los límites del uso de dicha tecnología en contextos legales. La preocupación por la fiabilidad e interpretabilidad de los resultados de la neuroimagen en los tribunales pone de manifiesto la necesidad de normalizar y validar estas técnicas en el sistema de justicia penal. La neuroimagen es muy prometedora para mejorar la elaboración de perfiles criminales y el análisis de pruebas, pero la investigación en curso y las consideraciones éticas son esenciales para garantizar su uso responsable y eficaz en contextos jurídicos.

Retos éticos en el uso de la neurotecnología en contextos jurídicos

Al considerar los retos éticos del uso de la neurotecnología en contextos jurídicos, una cuestión central que se plantea es la posible invasión de la intimidad. A medida que avanza la neurotecnología, la capacidad de acceder a los datos neuronales e interpretarlos suscita preocupación por la protección de los pensamientos y emociones privados de las personas. En el ámbito jurídico, el uso de la neurotecnología con fines de interrogatorio o detección de mentiras podría vulnerar el derecho de las personas a mantener la confidencialidad de sus pensamientos e intenciones. Esto plantea un importante dilema ético en relación con los límites de la privacidad y la medida en que la información neuronal puede utilizarse en procedimientos judiciales. Las implicaciones éticas de manipular o alterar los procesos neuronales mediante la neurotecnología añaden otra capa de complejidad a su uso en contextos legales. La idea de influir directamente en la actividad cerebral plantea cuestiones sobre la autonomía y el libre albedrío. Si se puede coaccionar o manipular a las personas mediante la neurotecnología, se cuestionan las nociones tradicionales de responsabilidad y rendición de cuentas en los sistemas jurídicos. El potencial de uso indebido o abuso de la neurotecnología para controlar el comportamiento o manipular las decisiones pone aún más de relieve la importancia de considerar las implicaciones éticas de sus aplicaciones en los entornos jurídicos. La cuestión de la equidad y la justicia cuando se utiliza la neurotecnología en contextos jurídicos es una preocupación ética crítica. El acceso a la neurotecnología avanzada puede no estar al alcance de todas las personas por igual, lo que puede crear disparidades en la forma de recopilar y utilizar los datos neuronales en los procedimientos judiciales. Esto plantea cuestiones sobre la equidad y la imparcialidad en el sistema jurídico, así como preocupaciones sobre el potencial de discriminación basada en la información neural. Abordar estos retos éticos requiere una cuidadosa consideración de las implicaciones del uso de la neurotecnología en contextos jurídicos y el desarrollo de directrices claras que garanticen el uso responsable y ético de esta potente tecnología.

XXIII. NEUROTECNOLOGÍA Y PRODUCTIVIDAD LABORAL

La neurotecnología tiene el potencial de influir significativamente en la productividad del lugar de trabajo, mejorando las capacidades cognitivas y optimizando las interacciones hombre-máquina. Un aspecto clave de esta tecnología es el desarrollo de las ICO, que permiten la comunicación directa entre el cerebro y los dispositivos externos. Utilizando las ICO en el lugar de trabajo, las personas pueden controlar sin problemas aplicaciones informáticas, dispositivos y maquinaria sólo con el pensamiento, agilizando los procesos y mejorando la eficacia general. Este nivel de interfaz puede revolucionar las tareas que requieren altos niveles de concentración y atención al detalle, lo que en última instancia conduce a un aumento de la productividad y el rendimiento en diversas industrias. La integración de la neurotecnología en el lugar de trabajo también puede mejorar el bienestar y la salud mental de los empleados. Utilizando las ICO para tareas que requieren concentración mental, las personas pueden evitar la sobrecarga cognitiva y reducir el riesgo de agotamiento. La tecnología ICO puede proporcionar información en tiempo real sobre el estado cognitivo de una persona, permitiendo intervenciones personalizadas para mejorar la concentración, la gestión del estrés y el bienestar mental general. Este aspecto de la neurotecnología puede crear un entorno de trabajo propicio que dé prioridad a la salud y la productividad de los empleados, lo que en última instancia conduce a una mano de obra más satisfecha y comprometida. La implantación de la neurotecnología en el lugar de trabajo también plantea problemas éticos relacionados con la privacidad, la seguridad de los datos y el posible uso indebido de los datos cognitivos. Los empresarios deben establecer protocolos estrictos de recogida y almacenamiento de datos para proteger la información sensible a la que se accede a través de las ICO. Deben establecerse salvaguardias para garantizar que los empleados mantengan el control sobre sus datos cognitivos y que se obtenga el consentimiento para cualquier recogida o análisis de datos. Al abordar estos retos éticos, los lugares de trabajo pueden aprovechar las ventajas de la neurotecnología al tiempo que dan prioridad al bienestar y los derechos de sus empleados, creando en última instancia un entorno laboral más productivo, ético y sostenible.

ICO para mejorar la concentración y el rendimiento en las tareas

Una aplicación significativa de las ICO es su potencial para mejorar la concentración y el rendimiento en las tareas. Al utilizar señales de EEG para controlar la actividad cerebral, las ICO pueden proporcionar información en tiempo real para ayudar a las personas a mantener la concentración y mejorar el rendimiento cognitivo. Esta tecnología es muy prometedora en diversos campos, como la educación, el desarrollo profesional e incluso el entrenamiento deportivo. Los estudiantes podrían utilizar las ICO para mejorar su concentración durante las sesiones de estudio, los profesionales podrían mejorar su productividad en el trabajo y los atletas podrían optimizar su rendimiento durante las sesiones de entrenamiento. Las ICO funcionan detectando e interpretando señales cerebrales para controlar dispositivos externos o proporcionar información a los usuarios. En el contexto de la mejora de la atención y el rendimiento en las tareas, las

ICO pueden controlar las ondas cerebrales asociadas a la atención y la concentración, proporcionando a los usuarios información inmediata sobre su estado mental. Al aprovechar esta información, las ICO pueden ayudar a las personas a mantener la atención, evitar las distracciones y seguir dedicadas a sus tareas durante periodos más prolongados. Las ICO pueden adaptarse a metas u objetivos específicos, permitiendo a los usuarios personalizar su experiencia y optimizar su rendimiento en diversas actividades. La integración de las ICO para mejorar la concentración y el rendimiento en las tareas representa un paso importante para liberar todo el potencial del cerebro humano. Al aprovechar la tecnología avanzada para controlar y modular los procesos cognitivos, las ICO ofrecen una poderosa herramienta para mejorar la productividad, la eficacia del aprendizaje y el rendimiento mental en general. A medida que la investigación y el desarrollo en este campo sigan avanzando, podemos esperar ver más innovaciones que aprovechen el poder de las ICO para ayudar a las personas a alcanzar sus objetivos y destacar en diversos ámbitos. La incorporación de las ICO a la vida cotidiana tiene el potencial de revolucionar la forma en que interactuamos con la tecnología y mejorar nuestras capacidades cognitivas para un futuro más brillante.

Entrenamiento en Neurofeedback para el control del estrés en el lugar de trabajo

Una de las aplicaciones de la neurotecnología que ha suscitado un gran interés en los últimos años es el uso del entrenamiento con neurorretroalimentación para la gestión del estrés en el lugar de trabajo. Este enfoque consiste en utilizar la monitorización de la actividad cerebral en tiempo real para proporcionar a las personas información sobre sus niveles de estrés y enseñarles técnicas para regular mejor sus respuestas. Al permitir que los empleados tomen conciencia de sus reacciones fisiológicas al estrés, el entrenamiento en neurorretroalimentación puede ayudarles a desarrollar estrategias de afrontamiento y mejorar su bienestar general en entornos laborales de alta presión. Este enfoque personalizado de la gestión del estrés tiene el potencial de aumentar la productividad y reducir el agotamiento de los empleados, beneficiando en última instancia tanto a las personas como a las organizaciones. Los estudios de investigación han mostrado resultados prometedores sobre la eficacia del entrenamiento con neurorretroalimentación para reducir el estrés y mejorar los resultados de salud mental. Al dirigirse a regiones cerebrales específicas asociadas con las respuestas al estrés, como la amígdala y el córtex prefrontal, las personas pueden aprender a autorregular sus reacciones emocionales y alcanzar un estado de equilibrio y relajación. El uso de la neurorretroalimentación en el lugar de trabajo puede capacitar a los empleados para tomar el control de sus niveles de estrés y cultivar la resiliencia ante los retos. Este enfoque proactivo de la gestión de la salud mental se alinea con el creciente énfasis en el bienestar holístico en los entornos corporativos, destacando la importancia de abordar las causas profundas del estrés mediante intervenciones innovadoras como el entrenamiento en neurorretroalimentación. Incorporar el entrenamiento con neurorretroalimentación a los programas de bienestar en el lugar de trabajo representa una estrategia con visión de futuro para promover la salud y el rendimiento de los empleados. Aprovechando el poder de la neurotecnología para mejorar la capacidad de gestión del estrés, las organizaciones pueden crear un entorno laboral solidario e integrador que dé prioridad al bienestar mental. A medida que avanza el campo de la neurotecnología, la investigación y la aplicación del entrenamiento con neurorretroalimentación en el lugar de trabajo podrían dar lugar a un cambio de paradigma en la forma de abordar la gestión del estrés y el apoyo a la salud mental en los entornos profesionales. Adoptar estas soluciones de vanguardia refleja el compromiso de fomentar una cultura laboral positiva y sostenible que beneficie tanto a las personas como al éxito general de la organización.

Consideraciones éticas en la supervisión de empleados con neurotecnología

Al considerar las implicaciones éticas de la vigilancia de los empleados con neurotecnología, un aspecto crucial que hay que evaluar es el concepto de privacidad. La neurotecnología permite la supervisión directa y el análisis de la actividad cerebral de un individuo, lo que suscita preocupación por la invasión de la intimidad y el posible uso indebido de datos neuronales sensibles. Los empresarios deben afrontar el dilema ético de equilibrar la necesidad de controlar la productividad y el rendimiento con el respeto de los derechos a la intimidad y la autonomía de sus empleados. Lograr un equilibrio entre estos intereses contrapuestos es esencial para garantizar prácticas éticas en el lugar de trabajo. Otra consideración ética importante en la supervisión de los empleados con neurotecnología es la cuestión del consentimiento informado. El consentimiento informado requiere que las personas comprendan plenamente la finalidad, los riesgos y las implicaciones del proceso de control antes de aceptar participar. Con la compleja naturaleza de la neurotecnología y el impacto potencial en la privacidad cognitiva y emocional de los individuos, obtener el consentimiento informado se convierte en un requisito ético crucial. Los empleados deben tener derecho a tomar una decisión informada sobre si se sienten cómodos con que sus datos neuronales sean monitorizados y analizados con fines laborales. El potencial de discriminación y parcialidad en la monitorización de los empleados con neurotecnología plantea un reto ético que requiere una cuidadosa consideración. Los datos neuronales pueden revelar información sensible sobre los procesos cognitivos, las emociones o el estado de salud mental de una persona, que podría utilizarse para tomar decisiones relativas a ascensos, asignaciones de trabajo o retención. Los empresarios deben establecer directrices claras y marcos éticos para evitar la discriminación basada en los datos neuronales y garantizar que las prácticas de supervisión no den lugar a un trato injusto o sesgado de los empleados. Abordar estas consideraciones éticas es vital para fomentar una cultura de confianza, transparencia y respeto en el lugar de trabajo al implantar la neurotecnología para la supervisión de los empleados.

XXIV. NEUROTECNOLOGÍA Y MEDICINA PERSONALIZADA

La neurotecnología tiene el potencial de revolucionar la medicina personalizada ofreciendo soluciones sanitarias a medida basadas en las actividades y respuestas cerebrales individuales. Mediante el uso de ICO, los profesionales sanitarios pueden recopilar datos en tiempo real sobre los patrones neuronales de un paciente para crear planes de tratamiento personalizados. Analizando las señales neuronales, los médicos pueden comprender mejor el estado de un paciente y ajustar las terapias en consecuencia, lo que conduce a intervenciones más eficaces y específicas. Este enfoque personalizado puede optimizar los resultados del tratamiento, minimizar los efectos secundarios y mejorar el bienestar general del paciente. Una de las principales ventajas de incorporar la neurotecnología a la medicina personalizada es la posibilidad de controlar la evolución de los pacientes y realizar ajustes en tiempo real de sus planes de tratamiento. Con la tecnología ICO, los profesionales sanitarios pueden evaluar continuamente la actividad neuronal de un paciente para seguir los cambios en su estado y su respuesta al tratamiento. Este enfoque dinámico permite intervenciones y modificaciones oportunas, garantizando que los pacientes reciban la atención más eficaz y personalizada posible. Al aprovechar el poder de la neurotecnología, la medicina personalizada puede ser más adaptable, receptiva y ajustada a las necesidades únicas de cada individuo. La integración de la neurotecnología en la medicina personalizada puede mejorar el compromiso y la capacitación de los pacientes, al proporcionarles una mayor comprensión de su propia salud y bienestar. Mediante las tecnologías de ICO, los pacientes pueden participar activamente en su proceso de tratamiento, supervisar sus progresos y tomar decisiones informadas sobre su atención. Este enfoque colaborativo puede mejorar los resultados de los pacientes, aumentar el cumplimiento del tratamiento y mejorar la calidad de vida en general. Aprovechando las capacidades de la neurotecnología, la medicina personalizada puede capacitar a las personas para tomar el control de su salud y bienestar, tendiendo un puente entre los pacientes y los profesionales sanitarios para un enfoque de la asistencia sanitaria más holístico y centrado en el paciente.

Enfoques de Medicina de Precisión con Datos de ICO

Una aplicación prometedora de los datos de la ICO es el campo de la medicina de precisión. Aprovechando el poder de las señales neuronales y los patrones de actividad cerebral, los investigadores pueden adaptar los tratamientos médicos a las personas con una precisión sin precedentes. Los datos de la ICO pueden utilizarse para crear planes terapéuticos personalizados para pacientes con trastornos neurológicos, como la epilepsia o la enfermedad de Parkinson. Analizando las firmas neuronales únicas de cada paciente, los profesionales sanitarios pueden optimizar los resultados del tratamiento y minimizar los efectos secundarios, lo que conduce a una atención más eficaz y eficiente. Los enfoques de medicina de precisión con datos de ICO pueden revolucionar el campo de la salud mental al proporcionar intervenciones específicas para personas con afecciones psiquiátricas. Los investigadores están explorando el uso de la tecnología de la ICO para desarrollar estrategias de tratamiento

148

personalizadas para la depresión, la ansiedad y el TEPT. Mediante el uso de datos de actividad cerebral en tiempo real para controlar la respuesta de los pacientes a la terapia, los médicos pueden ajustar los protocolos de tratamiento en tiempo real, optimizando los resultados y mejorando el bienestar del paciente. Este enfoque individualizado de la atención a la salud mental tiene el potencial de transformar los métodos tradicionales de tratamiento y mejorar la calidad de vida general de las personas que luchan contra problemas de salud mental. La integración de los datos de la ICO en los enfoques de la medicina de precisión es muy prometedora para el futuro de la asistencia sanitaria. Imagina un mundo en el que los tratamientos médicos se adapten al perfil neuronal único de cada persona, garantizando la máxima eficacia y los mínimos efectos secundarios. A medida que la tecnología sigue avanzando, las posibilidades de utilizar los datos de la ICO para revolucionar la asistencia sanitaria son infinitas. Aprovechando el poder de las señales neuronales y los patrones de actividad cerebral, los investigadores y los profesionales sanitarios pueden descubrir nuevos conocimientos sobre la salud y la enfermedad humanas, que conduzcan a estrategias de tratamiento más personalizadas y eficaces. El potencial de los enfoques de medicina de precisión con datos de ICO es realmente revolucionario y puede redefinir el futuro de la asistencia sanitaria.

Adaptación de los planes de tratamiento mediante conocimientos neurotecnológicos

A medida que la tecnología sigue avanzando, el campo de la neurotecnología ha surgido como un área prometedora para adaptar los planes de tratamiento utilizando conocimientos neurotecnológicos. Utilizando las ICO, los investigadores y los profesionales sanitarios pueden recopilar datos valiosos sobre la actividad cerebral para personalizar las opciones de tratamiento de las personas con trastornos neurológicos. Este enfoque personalizado es crucial para optimizar los resultados terapéuticos y mejorar la calidad de vida de los pacientes. Con la capacidad de monitorizar y analizar las señales neuronales en tiempo real, las ICO ofrecen una forma novedosa de diseñar planes de tratamiento que se adapten específicamente a los patrones de actividad cerebral únicos de cada individuo. Una de las principales ventajas de aprovechar los conocimientos neurotecnológicos en la planificación del tratamiento es la capacidad de dirigir las intervenciones basándose en datos neurológicos precisos. Mediante el uso de ICO, los profesionales sanitarios pueden comprender mejor cómo responde el cerebro de una persona a diversos estímulos, lo que permite aplicar estrategias de tratamiento más eficaces. Este enfoque personalizado puede mejorar los resultados de los pacientes, reducir los efectos secundarios y mejorar el cumplimiento del tratamiento. Al incorporar conocimientos neurotecnológicos a la planificación del tratamiento, los profesionales sanitarios pueden aumentar la precisión y eficacia de las intervenciones, mejorando en última instancia la calidad general de la atención a las personas con afecciones neurológicas. Adaptar los planes de tratamiento utilizando conocimientos neurotecnológicos puede ayudar a salvar la distancia entre las prácticas sanitarias tradicionales y la tecnología de vanguardia. Al integrar las ICO en los protocolos de tratamiento, los profesionales sanitarios pueden aprovechar el potencial de la neurotecnología para revolucionar la forma de tratar los trastornos neurológicos. Este enfoque innovador no sólo facilita un diagnóstico y un seguimiento del tratamiento más precisos, sino que también abre nuevas vías para explorar intervenciones terapéuticas novedosas. A medida que la investigación en neurotecnología siga avanzando, el potencial para adaptar los planes de tratamiento basándose en los conocimientos neurotecnológicos no hará sino crecer, ofreciendo nuevas esperanzas a las personas que padecen afecciones neurológicas.

Implicaciones éticas de la asistencia sanitaria personalizada a través de la neurotecnología

Una de las principales implicaciones éticas de la asistencia sanitaria personalizada mediante neurotecnología es la cuestión de la privacidad y la seguridad de los datos neuronales. Como las ICO recogen y analizan información sensible directamente del cerebro, existe el riesgo de acceso no autorizado y posible uso indebido de estos datos. Salvaguardar la privacidad de las personas y garantizar la seguridad de los datos neuronales es crucial para mantener unas normas éticas en el campo de la asistencia sanitaria personalizada. La posibilidad de que los datos neuronales se utilicen con fines comerciales sin consentimiento suscita preocupación por la explotación y manipulación de la información cognitiva de los individuos. Otro reto ético en el ámbito de la asistencia sanitaria personalizada mediante neurotecnología son los riesgos potenciales de dependencia y abuso de la tecnología. A medida que las ICO se integran más en los tratamientos médicos y en la vida cotidiana, existe el riesgo de que los individuos se vuelvan excesivamente dependientes de estas tecnologías. Esta dependencia puede llevar a una pérdida de autonomía y agencia, lo que plantea cuestiones

151

sobre las implicaciones éticas de depender de la neurotecnología para funciones básicas y procesos de toma de decisiones. El uso indebido o abusivo de las ICO para controlar o manipular sin autorización la actividad neuronal de los individuos plantea problemas éticos sobre los límites de las intervenciones tecnológicas en los procesos cognitivos. Las implicaciones éticas de la manipulación directa del cerebro humano mediante la asistencia sanitaria personalizada con neurotecnología son significativas. La capacidad de modular la actividad neuronal y alterar las funciones cognitivas plantea cuestiones éticas sobre las posibles repercusiones en la identidad personal, la autonomía y la agencia. La consideración ética de la alteración de las funciones cerebrales de los individuos mediante la neurotecnología suscita inquietudes sobre los límites de las intervenciones tecnológicas en la configuración de la cognición humana. Abordar estos retos éticos es esencial para garantizar que el desarrollo y la aplicación de la asistencia sanitaria personalizada mediante la neurotecnología se guíen por principios éticos que den prioridad al bienestar y la autonomía de las personas.

XXV. NEUROTECNOLOGÍA E IMPACTO SOCIAL

El campo de la neurotecnología ha experimentado avances significativos en los últimos años, sobre todo en el desarrollo de las ICO. Estas interfaces tienen el potencial de revolucionar la forma en que los seres humanos interactúan con la tecnología, permitiendo la comunicación directa entre el cerebro y los dispositivos externos. A medida que la tecnología ICO sigue evolucionando, promete mejorar las capacidades humanas y abrir nuevas posibilidades a las personas con discapacidades motoras o trastornos neurológicos. La integración de las ICO en la vida cotidiana podría conducir a un futuro en el que los seres humanos puedan controlar prótesis, comunicarse sólo con el pensamiento e incluso experimentar la realidad virtual a través de interfaces controladas por la mente. Uno de los aspectos clave en el funcionamiento de las ICO reside en el intrincado diseño de sus componentes, incluidos los sensores, las técnicas de procesamiento de señales y los algoritmos de descodificación. Estos componentes trabajan en tándem para traducir las señales neuronales en órdenes procesables para dispositivos externos, tendiendo un puente entre el cerebro humano y la tecnología. La distinción entre ICO invasivas y no invasivas desempeña un papel crucial a la hora de determinar el nivel de precisión e invasividad de la interfaz. Mientras que las ICO invasivas ofrecen mayor resolución y control, las opciones no invasivas proporcionan un enfoque más accesible y fácil de usar de la comunicación cerebro-ordenador. A pesar de las prometedoras aplicaciones de las ICO en campos como la medicina, el entretenimiento y la comunicación, su adopción generalizada plantea retos éticos y sociales que no pueden pasarse por alto. Las cuestiones relativas a la privacidad, la seguridad, el posible uso indebido de los datos neuronales y las implicaciones éticas de manipular directamente el cerebro humano ponen de relieve la necesidad de considerar y regular cuidadosamente las tecnologías de ICO. Abordar estos retos es primordial para garantizar que la integración de la neurotecnología en la sociedad se haga de forma responsable y ética, dando forma en última instancia a un futuro en el que las ICO puedan coexistir armoniosamente con la humanidad, mejorando nuestra calidad de vida sin infringir nuestros derechos y autonomía.

Abordar la desigualdad social mediante el acceso a los avances neurotecnológicos

El acceso a los avances neurotecnológicos tiene el potencial de abordar la desigualdad social proporcionando a las personas con discapacidad la oportunidad de participar más plenamente en la sociedad. Las personas con discapacidades físicas pueden beneficiarse de las ICO que les permiten controlar prótesis o dispositivos de asistencia con el pensamiento. Al permitir a las personas interactuar con su entorno de formas novedosas, la neurotecnología puede reducir las barreras al empleo, la educación y la participación social, promoviendo en última instancia una sociedad más integradora. Mejorar el acceso a los avances neurotecnológicos también puede ayudar a reducir la brecha digital que perpetúa la desigualdad social. En un mundo en el que la tecnología desempeña un papel cada vez más central en la vida cotidiana, las personas que carecen de acceso a los últimos avances pueden encontrarse en desventaja en cuanto a oportunidades económicas, educación y conexiones sociales. Garantizando que los avances neurotecnológicos sean accesibles a todos, independientemente de su estatus socioeconómico, podemos igualar las condiciones y crear una sociedad más equitativa en la que todos tengan la oportunidad de prosperar. Abordar la desigualdad social mediante el acceso a los avances neurotecnológicos requiere un enfoque polifacético que tenga en cuenta no sólo los aspectos tecnológicos, sino también las implicaciones sociales, económicas y éticas de estos avances. Al integrar los principios de equidad e inclusión en el desarrollo y despliegue de la neurotecnología, podemos aprovechar su potencial transformador para crear una sociedad más justa e igualitaria. Mediante la colaboración entre investigadores, responsables políticos y comunidades, podemos trabajar por un futuro en el que los avances neurotecnológicos contribuyan a derribar barreras y a crear un mundo más inclusivo y equitativo para todos.

Promover la empatía y la comprensión con la tecnología ICO

En el ámbito de la neurociencia y la tecnología, el desarrollo de las ICO encierra un enorme potencial para fomentar la empatía y la comprensión entre las personas. Al permitir la comunicación directa entre el cerebro y los dispositivos externos, las ICO tienen la capacidad de colmar las lagunas en la comunicación que pueden surgir debido a limitaciones físicas o a la neurodiversidad. Las personas con discapacidades físicas graves podrían utilizar las ICO para expresar sus pensamientos y emociones, fomentando una comprensión más profunda de sus perspectivas y mejorando su calidad de vida en general. El uso de las ICO en experiencias inmersivas, como videojuegos controlados por la

155

mente y simulaciones de realidad virtual, puede proporcionar a las personas neurotípicas una oportunidad única de ponerse en la piel de los demás y adquirir un sentido más profundo de la empatía. A través de estas experiencias, los usuarios pueden desarrollar una mayor comprensión de los distintos procesos cognitivos y perspectivas, lo que conduce a una mayor compasión y empatía hacia las personas con perfiles neurocognitivos diversos. Este enfoque inmersivo del aprendizaje y de la experiencia del mundo a través de los ojos de otro tiene el potencial de remodelar las actitudes sociales hacia la diversidad y la inclusión. La integración de la tecnología ICO en diversos aspectos de la vida cotidiana tiene el potencial de revolucionar la forma en que interactuamos entre nosotros y comprendemos las complejidades de la mente humana. Al fomentar la empatía y promover la comprensión mediante la comunicación neural directa, las ICO pueden capacitar a las personas para conectar a un nivel más profundo, trascendiendo las barreras físicas y cognitivas. A medida que el campo de la neurotecnología sigue avanzando, es esencial aprovechar el poder transformador de las ICO para crear una sociedad más inclusiva y empática.

Consideraciones éticas en la formación de normas sociales mediante la neurotecnología

Una consideración ética al modelar las normas sociales mediante la neurotecnología es el potencial de manipulación y control. A medida que las ICO avanzan, existe el riesgo de que personas o instituciones utilicen esta tecnología para influir o incluso dictar los pensamientos y acciones de las personas. Esto plantea problemas sobre cuestiones como la autonomía, el consentimiento y la privacidad. Si las normas sociales se moldean mediante la neurotecnología sin las salvaguardias adecuadas, podría producirse una pérdida de la agencia individual y una falta de auténtica libertad en los procesos de toma de decisiones. Otra consideración ética es el impacto de la neurotecnología en la desigualdad y la justicia social. Como ocurre con cualquier avance tecnológico, existe el riesgo de que las ICO agraven las desigualdades existentes en la sociedad. Si sólo determinados grupos tienen acceso a esta tecnología, podría aumentar la brecha entre los que tienen y los que no. Puede preocupar la discriminación basada en datos neuronales, lo que llevaría a una mayor marginación de poblaciones ya vulnerables. Es esencial considerar cómo el desarrollo y la aplicación de la neurotecnología podrían promover u obstaculizar la equidad e imparcialidad sociales. Las consideraciones éticas también se extienden a las posibles implicaciones culturales y sociales de moldear las normas sociales mediante la neurotecnología. Las distintas comunidades y culturas pueden tener puntos de vista diferentes sobre los usos apropiados de dicha tecnología, lo que plantea cuestiones sobre la sensibilidad y el respeto culturales. Es crucial entablar un diálogo y una colaboración significativos con las distintas partes interesadas para garantizar que el desarrollo y la implantación de las ICO se realicen de forma que se respeten y defiendan los valores y creencias de los distintos grupos sociales. Navegar por las consideraciones éticas a la hora de dar forma a las normas sociales mediante la neurotecnología requiere un cuidadoso equilibrio entre el progreso y la responsabilidad de salvaguardar los derechos individuales y el bienestar de la sociedad.

XXVI. NEUROTECNOLOGÍA Y NEUROFILOSOFÍA

La neurofilosofía, una rama de la filosofía que explora la relación entre la neurociencia y las cuestiones filosóficas, ha cobrado gran relevancia con los avances de la neurotecnología, en particular las ICO. Este campo interdisciplinar profundiza en las implicaciones éticas y filosóficas del uso de la tecnología para interactuar con el cerebro humano, planteando profundas cuestiones sobre la identidad, la conciencia y el libre albedrío. A medida que la neurotecnología sigue progresando, la intersección de la neurociencia y la filosofía adquiere cada vez más importancia para comprender el impacto de la ICO en las personas y la sociedad. Un aspecto clave de la neurofilosofía en el contexto de la ICO es la cuestión de la agencia y la autonomía. La capacidad de los individuos para controlar dispositivos externos utilizando sus pensamientos desafía las nociones tradicionales de agencia y libre albedrío. Los debates filosóficos sobre la naturaleza de la conciencia y el yo se amplifican aún más con los avances tecnológicos que permiten la comunicación directa entre el cerebro y los sistemas externos. Esta intersección de tecnología y filosofía abre nuevas vías para explorar la naturaleza de la mente y los límites de la cognición humana. La neurofilosofía también aborda cuestiones de identidad y las posibles implicaciones de la fusión de la inteligencia humana con los sistemas artificiales. El concepto de neuromejora mediante la ICO plantea preocupaciones éticas sobre la alteración de las capacidades humanas y los riesgos de crear un acceso desigual a las mejoras cognitivas. A medida que la neurotecnología sigue evolucionando, el campo de la neurofilosofía sirve como lente crítica a través de la cual examinar las implicaciones sociales, éticas y existenciales de las ICO. Entablando un discurso reflexivo en la intersección de la neurociencia y la filosofía, podemos navegar por las complejidades del avance de la tecnología al tiempo que defendemos los principios éticos y preservamos la esencia de la humanidad.

Explorar la conciencia y la identidad con la ICO

La exploración de la conciencia y la identidad mediante las ICO abre un fascinante y complejo abanico de posibilidades para comprender la mente humana. Al interactuar directamente con las señales eléctricas del cerebro, las ICO ofrecen una ventana única a cómo se forman los pensamientos y se traducen en acciones. Esta tecnología permite a los investigadores profundizar en los matices de la conciencia, arrojando luz sobre lo que nos hace ser quienes somos a un nivel fundamental. Gracias a la ICO, es posible desentrañar los misterios de la mente y comprender mejor los entresijos de la identidad humana. Uno de los aspectos más intrigantes de la utilización de la ICO para explorar la conciencia y la identidad es su potencial para revelar la interconexión de los procesos cognitivos. Analizando los patrones de actividad cerebral, los investigadores pueden identificar los correlatos neuronales de estados mentales y comportamientos específicos, ofreciendo una comprensión más profunda de cómo están vinculados los distintos aspectos de la conciencia. Este enfoque holístico del estudio de la mente mediante la ICO allana el camino hacia una perspectiva más completa de la intrincada red de pensamientos, emociones y recuerdos que conforman nuestro sentido del yo. Al descubrir los mecanismos subyacentes de la conciencia, la ICO tiene el poder de revolucionar nuestra comprensión de la identidad y la experiencia humana. Los conocimientos obtenidos al explorar la consciencia y la identidad con la ICO tienen profundas implicaciones para campos que van más allá de la neurociencia, como la psicología, la filosofía y la inteligencia artificial. Al descifrar los sustratos neuronales de la conciencia y la identidad, los investigadores pueden fundamentar teorías sobre la autoconciencia, los procesos de toma de decisiones y la naturaleza de la experiencia subjetiva. Este enfoque interdisciplinario no sólo enriquece nuestra comprensión de la mente humana, sino que también sienta las bases para desarrollar sistemas de IA más avanzados que imiten la cognición humana. La exploración de la conciencia y la identidad con la ICO promete descubrimientos transformadores que podrían redefinir nuestra comprensión de lo que significa ser humano.

Implicaciones filosóficas de la manipulación cerebral directa

Surgen consideraciones éticas al contemplar la manipulación directa del cerebro humano mediante la neurotecnología. La capacidad de alterar la actividad neuronal o controlar las funciones cognitivas mediante ICO plantea profundas cuestiones filosóficas sobre la autonomía, la identidad y la naturaleza del yo. Si los individuos pueden modificar sus pensamientos o emociones con una simple intervención tecnológica, ¿qué significa esto para nuestra comprensión del libre albedrío y la agencia personal? Estas cuestiones ponen en tela de juicio las nociones tradicionales de la conciencia humana y suscitan inquietud sobre los límites éticos de la mejora neuronal. Las implicaciones de la manipulación directa del cerebro van más allá de la autonomía individual y tienen repercusiones sociales. La posibilidad de una adopción generalizada de las ICO plantea cuestiones sobre la equidad y el acceso a las mejoras cognitivas. ¿Exacerbará la neurotecnología las disparidades sociales existentes, creando una nueva división entre los que pueden permitirse mejoras cognitivas y los que no? El uso de las ICO para fines como la manipulación de la memoria o la regulación emocional suscita preocupación por la coacción y la manipulación. El poder de controlar los propios pensamientos o sentimientos mediante dispositivos externos podría explotarse con fines nefastos, dando lugar a dilemas éticos en ámbitos como el consentimiento informado y la autonomía personal. Las implicaciones filosóficas de la manipulación directa del cerebro mediante neurotecnología son polifacéticas y complejas. A medida que nos enfrentamos a los retos éticos y a las repercusiones sociales de las ICO, es crucial emprender una reflexión y un diálogo reflexivos para garantizar que estas tecnologías se desarrollen y utilicen de forma responsable y ética. Al abordar estas cuestiones filosóficas y dilemas éticos, podemos esforzarnos por conseguir un futuro en el que la neurotecnología mejore la experiencia humana al tiempo que defiende los principios fundamentales de autonomía, privacidad y justicia social.

Consideraciones éticas en la investigación neurofilosófica

En el ámbito de la investigación neurofilosófica, las consideraciones éticas desempeñan un papel crucial a la hora de guiar el desarrollo y la utilización de las ICO. Una preocupación ética clave gira en torno a la cuestión de la privacidad y la seguridad de los datos neuronales obtenidos mediante las ICO. Dado que estos dispositivos tienen la capacidad de acceder a las señales cerebrales de un individuo e interpretarlas, existe el riesgo de que se produzca un acceso no autorizado a información sensible, lo que puede dar lugar a violaciones de la privacidad. El almacenamiento y el uso compartido de datos neuronales suscitan inquietudes sobre la propiedad de los datos y la posibilidad de un uso indebido por parte de terceros, lo que pone de relieve la necesidad de medidas sólidas de protección de datos y directrices éticas. Las implicaciones éticas de la manipulación directa del cerebro humano mediante las ICO plantean cuestiones sobre la autonomía y la agencia. La capacidad de controlar dispositivos externos o incluso de modificar funciones cognitivas mediante interfaces neuronales difumina la línea que separa la identidad individual de la influencia externa. Esto pone en tela de juicio el concepto de autonomía personal, ya que los individuos pueden ser susceptibles de manipulación o coacción externas mediante el uso de las ICO. Deben desarrollarse marcos éticos que garanticen que el uso de estas tecnologías respeta los derechos y libertades de las personas, al tiempo que promueve la aplicación responsable y beneficiosa de la neurotecnología. Los riesgos potenciales de dependencia y abuso de la tecnología ponen de relieve la importancia de promover prácticas éticas en el desarrollo y despliegue de las ICO. A medida que estos dispositivos se integran más en la vida cotidiana, existe el riesgo de depender excesivamente de la tecnología para tareas cognitivas o físicas, lo que podría tener implicaciones sociales como la reducción de la agencia humana o la pérdida de capacidad de pensamiento crítico. Al abordar estas consideraciones éticas en la investigación neurofilosófica, podemos garantizar que el avance de la tecnología de ICO se ajusta a las normas éticas y contribuye positivamente al bienestar y la autonomía de las personas en la sociedad.

XXVII. LA NEUROTECNOLOGÍA EN LA EXPLORACIÓN ESPACIAL

La neurotecnología puede revolucionar la exploración espacial mejorando la conexión entre los seres humanos y las máquinas en el duro entorno del espacio exterior. Las ICO pueden permitir a los astronautas controlar equipos, interactuar con los sistemas de las naves espaciales e incluso comunicarse con la Tierra utilizando sólo sus pensamientos. Utilizando la tecnología ICO, las agencias espaciales pueden agilizar las operaciones, aumentar la eficacia y mejorar la seguridad general de las misiones espaciales. Esto podría dar lugar a avances significativos en nuestra capacidad para explorar y colonizar otros planetas, así como hacer que los viajes espaciales de larga duración sean más manejables para los astronautas. La neurotecnología también puede desempeñar un papel crucial en el control del bienestar físico y mental de los astronautas durante las misiones espaciales prolongadas. Las ICO pueden proporcionar información en tiempo real sobre los estados cognitivos y emocionales de los miembros de la tripulación, ayudando a identificar signos de estrés, fatiga u otros problemas que podrían afectar a su rendimiento. Estos datos pueden utilizarse para optimizar la planificación de la misión, personalizar las estrategias de apoyo y garantizar la salud general y la resistencia de la tripulación. Integrando la neurotecnología en la exploración espacial, podemos mejorar las capacidades de los vuelos espaciales tripulados y allanar el camino para misiones sostenibles a largo plazo más allá de la órbita terrestre. El desarrollo de la neurotecnología para la exploración espacial puede tener implicaciones más amplias para las aplicaciones terrestres, como la asistencia sanitaria, el juego y la comunicación. Los avances realizados en la tecnología ICO para ayudar a los astronautas en el espacio pueden adaptarse y perfeccionarse para su uso en diversas industrias en la Tierra, dando lugar a soluciones innovadoras para mejorar la calidad de vida y potenciar las capacidades humanas. Al invertir en investigación y desarrollo en el campo de la neurotecnología, no sólo impulsamos la exploración espacial, sino que también desbloqueamos el potencial de tecnologías transformadoras que benefician a toda la sociedad.

ICO para entrenamiento y monitorización de astronautas

Los avances en la tecnología ICO han allanado el camino para su posible aplicación en el entrenamiento y la monitorización de astronautas. Mediante la utilización de sistemas ICO, los astronautas pueden someterse a entrenamiento mental y evaluaciones cognitivas de forma más ágil y eficiente. Estos sistemas pueden realizar un seguimiento de la actividad cerebral durante diversas tareas y simulaciones, proporcionando información valiosa sobre el rendimiento cognitivo y el estado mental de un astronauta. Las ICO pueden utilizarse para controlar los niveles de estrés y fatiga, factores cruciales a tener en cuenta en las condiciones extremas de los viajes espaciales. La tecnología ICO ofrece la posibilidad de mejorar la comunicación entre los astronautas y el control de la misión. Con la monitorización en tiempo real de la actividad cerebral, las ICO pueden permitir la transmisión instantánea de información y alertas cruciales, mejorando los tiempos de respuesta y los procesos de toma de decisiones. Este nivel de conectividad puede ser crucial en situaciones de emergencia o ante retos inesperados durante las misiones espaciales. Las ICO pueden facilitar el manejo manos libres de equipos e interfaces, permitiendo a los astronautas controlar eficazmente equipos y sistemas con el mínimo esfuerzo físico. La integración de la tecnología ICO en el entrenamiento y seguimiento de los astronautas podría revolucionar la forma en que preparamos y apoyamos a las personas en la exploración espacial. Al proporcionar información sobre los estados mentales y el rendimiento cognitivo, las ICO pueden ayudar a optimizar los protocolos de entrenamiento y mejorar el éxito general de la misión. Las capacidades de monitorización en tiempo real de las ICO pueden mejorar las medidas de seguridad y potenciar las estrategias generales de comunicación en las misiones espaciales. A medida que la tecnología sigue avanzando, el potencial de las ICO para desempeñar un papel importante en el entrenamiento y la supervisión de los astronautas es prometedor, y permite vislumbrar un futuro en el que la interacción hombre-máquina alcance nuevas cotas en el espacio exterior.

Mejorar el rendimiento cognitivo en entornos extremos

La investigación ha demostrado que el rendimiento cognitivo puede verse afectado significativamente en entornos extremos, como a gran altitud, bajo el agua o en el espacio. En estas condiciones difíciles, los individuos pueden experimentar déficits cognitivos, problemas de memoria y deterioro de la capacidad de toma de decisiones debido a factores como la limitación de oxígeno, la privación sensorial o los altos niveles de estrés. Mejorar el rendimiento cognitivo en estos entornos se ha convertido en un área de atención crítica, con el objetivo de mejorar la seguridad, la eficacia y el éxito general de la misión. Las estrategias para mejorar el rendimiento cognitivo en entornos extremos incluyen el uso de neurotecnología, como las ICO, para proporcionar retroalimentación en tiempo real y aumento cognitivo.

Un enfoque prometedor para mejorar el rendimiento cognitivo en entornos extremos es el uso de ICO para controlar y optimizar la actividad cerebral. Las ICO pueden detectar cambios en las ondas cerebrales asociados a funciones cognitivas como la atención, la memoria y la toma de decisiones, permitiendo a las personas recibir información inmediata sobre su estado cognitivo. Aprovechando esta tecnología, las personas que trabajan en entornos extremos pueden tomar decisiones más rápidas y precisas, lo que mejora su rendimiento. Las ICO pueden utilizarse para proporcionar apoyo cognitivo, como alertar a las personas de posibles errores o guiarlas en tareas complejas, mejorando aún más el rendimiento cognitivo en condiciones difíciles.

Las ICO pueden adaptarse a cada usuario, teniendo en cuenta sus puntos fuertes y débiles cognitivos para optimizar el rendimiento en entornos extremos. Utilizando programas personalizados de neurofeedback y entrenamiento cognitivo, las ICO pueden ayudar a las personas a mejorar sus capacidades cognitivas con el tiempo, lo que se traduce en un mayor rendimiento en condiciones extremas. Este enfoque individualizado de la mejora cognitiva no sólo beneficia a los individuos en entornos extremos, sino que también tiene implicaciones más amplias para el entrenamiento cognitivo y la optimización del rendimiento en diversos entornos profesionales y personales. La integración de las ICO en la mejora del rendimiento cognitivo en entornos extremos representa una vía prometedora para mejorar las capacidades humanas y lograr un rendimiento óptimo en condiciones difíciles.

Consideraciones éticas en los viajes espaciales con apoyo neurotecnológico

Al considerar los avances en los viajes espaciales con apoyo neurotecnológico, las consideraciones éticas desempeñan un papel crucial para garantizar el bienestar de los astronautas y la preservación de su autonomía. Un aspecto clave a tener en cuenta es la posible invasión de la intimidad con el uso de las ICO en las misiones espaciales. Las ICO pueden capturar y transmitir datos neuronales, lo que suscita preocupación sobre la confidencialidad y seguridad de los pensamientos y emociones de los astronautas. Resulta esencial establecer protocolos y reglamentos estrictos para salvaguardar la intimidad de las personas en tales entornos, especialmente teniendo en cuenta la naturaleza aislada y confinada de la exploración espacial. La cuestión del consentimiento es primordial cuando se integra el apoyo neurotecnológico en los viajes espaciales. Los astronautas deben comprender y consentir plenamente el uso de ICO para controlar sus estados cognitivos y emocionales, así como para mejorar su rendimiento en las tareas. El consentimiento informado es crucial para garantizar que las personas sean conscientes de los posibles riesgos y beneficios asociados a las intervenciones neurotecnológicas, permitiéndoles tomar decisiones autónomas sobre su participación en misiones espaciales. Deben establecerse directrices éticas para garantizar que los astronautas tengan derecho a retirarse de cualquier procedimiento neurotecnológico si lo desean, sin enfrentarse a repercusiones o consecuencias. El potencial de dependencia tecnológica y manipulación en los viajes espaciales con apoyo neurotecnológico suscita preocupaciones éticas sobre la autonomía y la agencia de los astronautas. A medida que las ICO se integran más en las actividades cotidianas, existe el riesgo de que los individuos se vuelvan dependientes de estas tecnologías para la toma de decisiones y el control. Esta dependencia podría erosionar la libertad de los astronautas para tomar decisiones independientes, lo que podría dar lugar a dilemas éticos sobre quién tiene el poder y la autoridad en los procesos de toma de decisiones. Es imperativo abordar estos retos éticos promoviendo un equilibrio entre los beneficios del apoyo neurotecnológico y la preservación de la autonomía y la agencia de los astronautas en la exploración espacial.

XXVIII. NEUROTECNOLOGÍA E INNOVACIÓN ARTÍSTICA

La neurotecnología presenta una nueva frontera para la innovación artística, proporcionando a los creadores herramientas para explorar las profundidades de la cognición y la expresión humanas. Al interactuar con el cerebro, los artistas pueden acceder a un reino de creatividad que trasciende los medios tradicionales, ofreciendo una vía única para las experiencias inmersivas y las obras de arte interactivas. La capacidad de traducir la actividad neuronal en estímulos visuales y auditivos abre un mundo de posibilidades para atraer al público a un nivel profundo, difuminando las fronteras entre arte y tecnología de formas nunca vistas. Uno de los aspectos más apasionantes de la neurotecnología en el ámbito de la innovación artística es su potencial para democratizar la creatividad, permitiendo a individuos de todas las capacidades expresarse de formas nuevas y significativas. Al eludir los modos tradicionales de comunicación y acceder directamente al sustrato neural de la mente, la neurotecnología ofrece igualdad de condiciones a los artistas con limitaciones físicas o trastornos de la comunicación. Esta inclusividad no sólo amplía el alcance de la expresión artística, sino que también desafía las normas sociales en torno a la capacidad y el acceso, allanando el camino para un panorama creativo más diverso y equitativo. A medida que la neurotecnología sigue evolucionando e integrándose en la esfera artística, plantea importantes cuestiones sobre la naturaleza de la creatividad, la autoría y los límites de la expresión humana. La colaboración entre las mentes humanas y las interfaces de las máquinas difumina la distinción entre artista e instrumento, desafiando las nociones convencionales de agencia y autonomía artísticas. En esta interacción dinámica entre tecnología y creatividad, surgen nuevas formas de arte que amplían los límites de la percepción y la comprensión humanas, invitando al público a reconsiderar su relación con el arte y la tecnología en una era digital en rápida evolución.

Arte de las Ondas Cerebrales y Neurofeedback en los Procesos Creativos

La neurorretroalimentación, utilizada a menudo junto con el arte de las ondas cerebrales, ha demostrado ser prometedora para mejorar los procesos creativos. Al proporcionar información en tiempo real sobre la actividad cerebral, las personas pueden aprender a controlar su estado mental y alcanzar un estado de flujo propicio para la creatividad. Esta tecnología permite a los usuarios ver cómo cambian sus ondas cerebrales en respuesta a diversos estímulos, lo que les permite comprender mejor sus propios procesos cognitivos y optimizarlos para los esfuerzos creativos. Mediante la neurorretroalimentación, las personas pueden entrenar sus cerebros para que entren en estados específicos asociados a una mayor creatividad, como el aumento de la actividad alfa en el córtex prefrontal. La integración del arte de las ondas cerebrales y la neurorretroalimentación en los procesos creativos también ofrece una vía única para la autoexpresión y la exploración. Al visualizar su actividad cerebral en forma de arte, las personas pueden comprender el funcionamiento abstracto de su mente y descubrir nuevas fuentes de inspiración. Este enfoque innovador no sólo mejora la experiencia creativa, sino que también permite una conexión más profunda con los propios procesos cognitivos. El uso del arte de las ondas cerebrales como mecanismo de retroalimentación puede ayudar a las personas a seguir sus progresos y controlar las mejoras en sus capacidades creativas a lo largo del tiempo. La combinación del arte de las ondas cerebrales y la neurorretroalimentación presenta una oportunidad apasionante para ampliar los límites de la expresión creativa y la mejora cognitiva. Al aprovechar la tecnología de vanguardia para aprovechar las complejidades del cerebro, las personas pueden desbloquear un nuevo potencial creativo y fomentar una comprensión más profunda de sus capacidades cognitivas. A medida que la neurotecnología sigue avanzando, la integración del arte de las ondas cerebrales y la neurorretroalimentación en los procesos creativos tiene el potencial de revolucionar la forma en que abordamos el arte, la innovación y el autodescubrimiento en la era digital. Esta fusión de arte y ciencia promete dar forma al futuro de la creatividad y la expresión humana.

Mejorar la expresión artística mediante la tecnología ICO

Uno de los avances más emocionantes en el campo de la neurotecnología es el potencial para mejorar la expresión artística mediante la tecnología ICO. Al permitir a las personas interactuar directamente sus pensamientos e intenciones con herramientas digitales, las ICO ofrecen una nueva frontera para la expresión creativa. Ahora los artistas pueden explorar formas innovadoras de crear música, arte visual e incluso literatura utilizando sólo sus mentes, ampliando las posibilidades de lo que puede lograrse en el ámbito del arte. Esta interfaz neural directa proporciona una vía única para que los artistas amplíen los límites de las formas tradicionales y desarrollen nuevos modos de expresión que antes eran inimaginables. Mediante el uso de la tecnología ICO, los artistas pueden aprovechar la esencia bruta de sus impulsos creativos y traducirlos en obras de arte tangibles sin las limitaciones de las herramientas o los medios físicos. Esto abre un mundo de posibilidades para la colaboración entre tecnología y creatividad, permitiendo una exploración más profunda de la capacidad de innovación y originalidad de la mente humana. Aprovechando el poder de las señales neuronales, los artistas pueden crear arte que sea realmente un reflejo de sus pensamientos y emociones más íntimos, mostrando el potencial sin explotar del cerebro humano en el ámbito de la expresión artística. La integración de la tecnología ICO en el proceso artístico no sólo revoluciona cómo se crea el arte, sino también cómo lo experimenta el público. Al sumergir a los espectadores en instalaciones artísticas interactivas controladas por señales neuronales, los artistas pueden crear experiencias verdaderamente inmersivas y transformadoras que desdibujan los límites entre creador y observador. Este potencial transformador de la tecnología ICO en el mundo del arte pone de relieve la relación simbiótica entre la creatividad humana y la innovación tecnológica, abriendo nuevas vías de exploración y expresión que tienen el poder de revolucionar la forma en que percibimos e interactuamos con el arte en el futuro.

Implicaciones éticas de las experiencias neuroestéticas

Una de las implicaciones éticas de las experiencias neuroestéticas es la posible manipulación de las percepciones sensoriales y las emociones de los individuos. La neuroestética, que examina la base neural de las experiencias estéticas, plantea cuestiones sobre la autenticidad y la integridad de los encuentros artísticos cuando se utiliza la tecnología para mejorarlos o alterarlos. A medida que los avances en neurotecnología permiten la estimulación directa de las regiones cerebrales asociadas al placer y la belleza, los individuos pueden ser susceptibles de respuestas emocionales manipuladas que socaven la apreciación genuina del arte. Esto desafía los límites éticos de la manipulación sensorial y la autonomía de los individuos a la hora de determinar sus preferencias estéticas. La mercantilización de las experiencias neuroestéticas plantea dilemas éticos en relación con la comercialización del arte y la explotación de la neurobiología humana. Como la neurotecnología permite experiencias estéticas individualizadas y amplificadas, existe la posibilidad de que las empresas capitalicen estas sensaciones mejoradas en el mercado. Esto suscita preocupación por la comercialización del arte como mercancía que se dirige y manipula las respuestas neuronales de los consumidores con fines lucrativos. Se cuestiona la dinámica de poder entre los productores de contenidos neuroestéticos y los consumidores, ya que la influencia de la tecnología en las emociones y preferencias de los individuos puede conducir a la explotación de poblaciones vulnerables para obtener beneficios económicos. Las cuestiones de privacidad y consentimiento en torno a las experiencias neuroestéticas ponen de relieve las complejidades éticas de acceder a los datos neuronales de los individuos y manipularlos. A medida que la neurotecnología recopila y analiza la actividad cerebral para personalizar las experiencias estéticas, surgen preocupa-

174

ciones sobre la protección y la propiedad de la información neuronal sensible. Las violaciones de la privacidad y el acceso no autorizado a los datos neuronales podrían tener implicaciones para la autonomía y los procesos de toma de decisiones de los individuos. Garantizar el consentimiento informado y la seguridad de los datos en las prácticas neuroestéticas resulta esencial para defender las normas éticas y respetar los derechos de las personas a la intimidad y la autodeterminación en la era digital. Al abordar estas implicaciones éticas, la sociedad puede navegar por el panorama en evolución de la neuroestética de forma responsable y ética.

XXIX. NEUROTECNOLOGÍA Y NEUROÉTICA EN LA INTELIGENCIA ARTIFICIAL (IA)

En el ámbito de la neurotecnología y la inteligencia artificial, la integración de las ICO ha abierto nuevas posibilidades para la interacción entre humanos y máquinas. El desarrollo de las ICO tiene una rica historia que se remonta a las primeras investigaciones y descubrimientos fundamentales de la neurociencia. Desde dispositivos rudimentarios hasta sistemas avanzados, la evolución de la tecnología ICO ha permitido aplicaciones revolucionarias en diversos campos, que van desde los tratamientos médicos hasta el entretenimiento y la comunicación. A medida que nuestro conocimiento del cerebro humano sigue ampliándose, también lo hace el potencial de las ICO para mejorar la forma en que interactuamos con la tecnología. Uno de los aspectos clave de la tecnología ICO es su funcionamiento, que implica sensores, procesamiento de señales y algoritmos de descodificación para traducir las señales neuronales en órdenes procesables. La distinción entre ICO invasiva y no invasiva también desempeña un papel fundamental a la hora de determinar la viabilidad y accesibilidad de las aplicaciones de la ICO. En el campo médico, las ICO han mostrado resultados prometedores en el tratamiento de discapacidades motoras, la neurorrehabilitación de pacientes con ictus y posibles intervenciones para trastornos neurológicos y psiquiátricos. Estos avances ponen de relieve el poder transformador de las ICO para mejorar la calidad de vida de las personas afectadas por diversos problemas de salud. La integración de las ICO en la vida cotidiana plantea importantes retos éticos y sociales que deben abordarse. Cuestiones como la privacidad y la seguridad de los datos neuronales, los riesgos de dependencia y abuso de la tecnología, y las implicaciones éticas de la manipulación directa del cerebro humano requieren una cuidadosa consideración. Mientras miramos hacia el futuro de las ICO, es crucial afrontar estos retos con prudencia para garantizar que se maximizan los beneficios de esta tecnología al tiempo que se mitigan los posibles daños. Explorando la intersección de la neurotecnología y la neuroética en la inteligencia artificial, podemos allanar el camino para una integración más ética y socialmente responsable de las ICO en nuestras vidas.

Consideraciones éticas en la integración de la IA con la tecnología ICO

Las consideraciones éticas desempeñan un papel crucial en la integración de la IA con la tecnología ICO. Una de las principales preocupaciones es la posible invasión de la privacidad mediante la recopilación y el uso de datos neuronales. A medida que los dispositivos de ICO se hacen más avanzados, existe el riesgo de que se pueda acceder a información sensible sobre los pensamientos, emociones y procesos cognitivos de una persona sin su consentimiento. Esto plantea cuestiones sobre la seguridad de los datos, la propiedad y las implicaciones éticas del uso de estos datos con fines comerciales o de investigación. Los dilemas éticos se extienden a cuestiones de autonomía y agencia cuando la IA se integra con la tecnología ICO. Existe la preocupación de que el uso de algoritmos de IA para descodificar señales neuronales y tomar decisiones en nombre de las personas pueda socavar su autonomía y libre albedrío. Esta difuminación de los límites entre la conciencia humana y la inteligencia de las máquinas plantea cuestiones filosóficas sobre lo que significa ser humano y las implicaciones éticas de fusionar nuestras funciones cognitivas con sistemas artificiales. También suscita preocupación por la posibilidad de manipulación y control por parte de agentes externos que tengan acceso al sistema IA-ICO. La integración de la IA con la tecnología de ICO suscita inquietudes sobre la responsabilidad y la transparencia en los procesos de toma de decisiones. A medida que los algoritmos de IA se vuelven más complejos y opacos, resulta difícil comprender cómo se toman las decisiones y quién es el responsable último de los resultados. Esta falta de transparencia puede dar lugar a problemas éticos relacionados con la parcialidad, la discriminación y las consecuencias imprevistas. Es esencial que los desarrolladores, investigadores y responsables políticos consideren cuidadosamente estas dimensiones éticas y se aseguren de que los sistemas de IA-ICO se diseñen y utilicen de forma que defiendan los valores de autonomía, privacidad y respeto de los derechos individuales.

Implicaciones de los Algoritmos de IA en la Privacidad de los Datos Neuronales

Las implicaciones de los algoritmos de IA en la privacidad de los datos neuronales son una preocupación clave en el desarrollo y la implantación de las ICO. A medida que estos algoritmos se vuelven más sofisticados y capaces de analizar intrincados patrones neuronales, aumenta la posibilidad de acceso no autorizado a datos neuronales sensibles. Esto plantea importantes problemas de privacidad, ya que las personas pueden correr el

178

riesgo de que sus pensamientos, emociones y procesos cognitivos privados queden expuestos sin su consentimiento. El uso de algoritmos de IA en la descodificación de señales neuronales para diversas aplicaciones, como el control de dispositivos externos o la predicción del comportamiento, podría dar lugar a un posible uso indebido de esta información con fines comerciales o incluso malintencionados. A la luz de estos problemas de privacidad, es esencial que los investigadores, desarrolladores y responsables políticos establezcan normativas y salvaguardias sólidas para proteger los datos neuronales recogidos mediante las ICO. Deben aplicarse medidas de encriptación y protocolos seguros de almacenamiento de datos para impedir el acceso no autorizado o los intentos de pirateo. La transparencia en la recogida y uso de los datos neuronales, así como la obtención del consentimiento informado de los usuarios, son consideraciones éticas cruciales en el desarrollo de las tecnologías de ICO. Abordar estas implicaciones de los algoritmos de IA sobre la privacidad de los datos neuronales es fundamental para garantizar que los beneficios de las ICO puedan maximizarse sin comprometer la privacidad y la autonomía individuales. De cara al futuro, a medida que la IA siga avanzando y se integre más en las tecnologías de ICO, será necesario evaluar y adaptar continuamente las medidas de privacidad para salvaguardar los datos neuronales. Los esfuerzos de colaboración de equipos interdisciplinarios, incluidos expertos en neurociencia, informática y ética, son esenciales para navegar por el complejo panorama de la privacidad de los datos neuronales. Si abordamos de forma proactiva estas implicaciones y desarrollamos marcos éticos para el uso de algoritmos de IA en las ICO, podremos aprovechar el potencial transformador de la neurotecnología y, al mismo tiempo, defender los principios fundamentales de privacidad, autonomía y seguridad de los datos.

Garantizar el desarrollo y la aplicación éticos de la IA

Un aspecto crucial del avance de la neurotecnología, sobre todo en el desarrollo y la aplicación de las ICO, es garantizar que las consideraciones éticas estén a la vanguardia de los procesos de toma de decisiones. A medida que estas tecnologías siguen evolucionando y se integran más en la vida cotidiana, es imprescindible abordar los posibles dilemas éticos que puedan surgir. Una preocupación importante es la cuestión de la privacidad y la seguridad relacionadas con los datos neuronales. Con la capacidad de acceder a la actividad cerebral e interpretarla, existe un riesgo significativo de acceso no autorizado a información delicada, lo que puede dar lugar a violaciones de la intimidad personal. Es esencial establecer directrices éticas sólidas y medidas seguras de protección de datos para mitigar estos riesgos y salvaguardar la privacidad de los usuarios. La dependencia de las ICO para la comunicación, el control motor y otras funciones esenciales suscita preocupación por la dependencia de la tecnología y su posible abuso. A medida que las personas se vuelven más dependientes de estos dispositivos para las tareas cotidianas, existe el riesgo de perder autonomía y agencia, así como posibles efectos psicológicos derivados de una dependencia excesiva de tecnologías externas. Abordar estos retos éticos requiere un cuidadoso equilibrio entre el fomento de la innovación y el desarrollo tecnológico, al tiempo que se da prioridad al bienestar y la autonomía de las personas. Incorporando consideraciones éticas al diseño, desarrollo e implantación de las

ICO, es posible mitigar los riesgos potenciales y garantizar que estas tecnologías contribuyan positivamente a la sociedad. El desarrollo y la aplicación éticos de la IA, incluidas las ICO, son esenciales para aprovechar todo el potencial de estas tecnologías, minimizando al mismo tiempo los riesgos y escollos potenciales. Al dar prioridad a consideraciones éticas como la privacidad, la seguridad, la autonomía y el bienestar, es posible crear un marco que fomente la innovación al tiempo que defiende los principios éticos fundamentales. A medida que las ICO siguen evolucionando y se hacen más frecuentes en diversos sectores, como la sanidad, el ocio y la comunicación, es crucial disponer de directrices éticas sólidas que guíen su integración responsable en la sociedad. Abordando los retos éticos de forma proactiva, podemos garantizar que la neurotecnología potencie las capacidades humanas, mejore la calidad de vida y promueva un cambio social positivo.

XXX. NEUROTECNOLOGÍA Y NEUROSEGURIDAD

En el panorama tecnológico actual, que avanza con rapidez, la neurotecnología, en concreto las ICO, tiene el potencial de revolucionar la forma en que los seres humanos interactúan con la tecnología. Al conectar directamente el cerebro con dispositivos externos, las ICO prometen mejorar la comunicación, el control y el acceso a la información de las personas con limitaciones físicas. El desarrollo de las ICO ha evolucionado desde las primeras investigaciones en neurociencia hasta sofisticados sistemas que utilizan sensores avanzados, procesamiento de señales y algoritmos de descodificación. Esta progresión ha allanado el camino para una serie de aplicaciones en campos médicos, como el tratamiento de discapacidades motoras mediante prótesis controladas por la mente, y la neurorrehabilitación para pacientes con ictus. Una de las áreas clave en las que las ICO están avanzando significativamente es en el campo del entretenimiento y la comunicación. La capacidad de controlar videojuegos y experiencias de realidad virtual utilizando sólo el poder de la mente abre nuevas posibilidades de entretenimiento inmersivo. Las ICO están permitiendo mejorar la comunicación de las personas con limitaciones físicas, permitiéndoles expresarse con mayor eficacia. De cara al futuro, la industria del entretenimiento se beneficiará enormemente de la integración de la tecnología ICO, ofreciendo experiencias innovadoras y atractivas que antes eran inimaginables. Aunque los beneficios potenciales de las ICO son enormes, también hay que tener en cuenta los retos éticos y sociales a medida que la tecnología sigue avanzando. Hay que abordar cuidadosamente cuestiones como la privacidad y la seguridad de los datos neuronales, los riesgos de la dependencia tecnológica y las implicaciones éticas de la manipulación directa del cerebro humano. Si sorteamos estos retos con prudencia, podremos aprovechar el poder transformador de las ICO para mejorar la calidad de vida y abrir nuevas posibilidades a la humanidad en el futuro. A medida que la sociedad se compromete con las implicaciones éticas y sociales de esta tecnología de vanguardia, la coevolución de los seres humanos y la tecnología tiene el potencial de dar forma a un futuro en el que los individuos puedan prosperar de formas sin precedentes.

Retos de ciberseguridad en las ICO

Uno de los retos importantes de la ciberseguridad en las ICO es el riesgo de acceso no autorizado a los datos neuronales. Dado que las ICO requieren acceso directo a las señales cerebrales para su funcionamiento, preocupa la privacidad y seguridad de esta información sensible. Los piratas informáticos podrían interceptar y explotar los datos neuronales, dando lugar a violaciones de la información personal e incluso a la manipulación de pensamientos o acciones. Garantizar protocolos de encriptación robustos y métodos seguros de almacenamiento de datos es crucial para protegerse de estas ciberamenazas en la tecnología de la ICO. La naturaleza interconectada de las ICO con dispositivos y redes externas plantea una vulnerabilidad a los ciberataques. Como las ICO suelen comunicarse de forma inalámbrica con otros dispositivos o servidores, existe el riesgo de interceptación o manipulación de los datos durante la transmisión. Los piratas informáticos podrían hackear los sistemas de ICO para hacerse con el control de los dispositivos conectados o inyectar código malicioso, lo que tendría consecuencias perjudiciales. Implementar protocolos de comunicación seguros y controles de acceso estrictos es esencial para mitigar estos riesgos de ciberseguridad y proteger la integridad de las operaciones de ICO. La convergencia de la IA con las ICO introduce retos de ciberseguridad adicionales. Los algoritmos de IA se utilizan cada vez más en los sistemas de ICO para procesar e interpretar las señales neuronales, mejorando el rendimiento y las capacidades generales de la tecnología. Las ICO potenciadas por IA también presentan nuevas vías para los ciberataques, como los ataques de adversarios que pueden engañar a los algoritmos de IA o manipular sus resultados. El desarrollo de sólidos mecanismos de seguridad de IA y la realización de evaluaciones exhaustivas de vulnerabilidad son esenciales para garantizar la resistencia de las ICO integradas en IA frente a las ciberamenazas emergentes. Si se abordan estos retos de ciberseguridad de forma proactiva, se pueden maximizar los beneficios potenciales de las ICO, al tiempo que se protege contra las actividades maliciosas en este ámbito de la neurotecnología avanzada.

Proteger los datos neuronales de accesos no autorizados

En el ámbito de la neurotecnología, salvaguardar los datos neuronales del acceso no autorizado es una preocupación crítica que debe abordarse para garantizar el uso ético y seguro de las ICO. A medida que estos dispositivos se hacen más avanzados y se integran en la vida cotidiana, aumenta la posibilidad de que agentes malintencionados exploten los datos neuronales en beneficio propio o para causar daños. Para mitigar este riesgo, deben aplicarse medidas sólidas de encriptación y ciberseguridad para proteger la privacidad y la integridad de la información neuronal de los individuos. Deben establecerse normas y directrices estrictas que regulen la recopilación, el almacenamiento y la difusión de los datos neuronales para evitar el acceso no autorizado y el uso indebido. Un enfoque para salvaguardar los datos neuronales es el desarrollo de protocolos seguros de transferencia de datos y algoritmos de encriptación diseñados específicamente para las ICO. Cifrando las señales neuronales en la fuente y asegurando que sólo puedan ser descodificadas por las partes autorizadas, se puede reducir significativamente el riesgo de interceptación y acceso no autorizado. La aplicación de mecanismos de autenticación multifactor y control de acceso puede mejorar aún más la seguridad de los datos neuronales, garantizando que sólo los usuarios autorizados puedan interactuar con el sistema de ICO y acceder a la información sensible. Este enfoque estratificado de la ciberseguridad puede ayudar a proteger los datos neuronales de accesos no autorizados y salvaguardar la privacidad y confidencialidad de las personas que utilizan ICO. Proteger los datos neuronales del acceso no autorizado es primordial para el desarrollo y la adopción de las ICO. Aplicando un cifrado robusto, medidas de ciberseguridad y marcos normativos estrictos, la privacidad e integridad de la información neuronal de las personas puede protegerse de los agentes malintencionados. A medida que las ICO sigan avanzando y se generalicen en diversas aplicaciones, será crucial abordar la seguridad de los datos neuronales para garantizar el uso ético y responsable de esta tecnología transformadora. Si damos prioridad a la protección de los datos neuronales, podremos aprovechar todo el potencial de las ICO, respetando al mismo tiempo los principios de privacidad, seguridad y ética.

Desarrollo de protocolos seguros para sistemas neurotecnológicos

A medida que los sistemas neurotecnológicos siguen avanzando, la importancia de desarrollar protocolos seguros para las ICO se vuelve primordial. Estos protocolos son cruciales para garantizar la privacidad e integridad de los datos neuronales, así como para proteger a los usuarios de posibles violaciones de la seguridad. La aplicación de técnicas sólidas de encriptación y mecanismos de autenticación puede ayudar a salvaguardar la información sensible recogida por las ICO, como las señales neuronales y los patrones de actividad cerebral. Incorporando protocolos seguros a los sistemas neurotecnológicos, los investigadores y desarrolladores pueden mitigar los riesgos asociados al acceso no autorizado a los datos neuronales y mantener la confianza de los usuarios en estas tecnologías de vanguardia. Desarrollar protocolos seguros para las ICO también puede ayudar a abordar las preocupaciones éticas relacionadas con la manipulación directa del cerebro humano. Garantizar que los datos neuronales se encriptan y se transmiten de forma segura puede impedir que agentes malintencionados exploten esta información con fines poco éticos, como influir en los pensamientos o acciones de un usuario sin su consentimiento. Al establecer directrices claras y mejores prácticas para proteger los datos neuronales, se pueden gestionar cuidadosamente las implicaciones éticas del uso de las ICO para la comunicación, el entretenimiento y las aplicaciones médicas. Este enfoque proactivo de la seguridad puede ayudar a promover el uso responsable de los sistemas neurotecnológicos y proteger la autonomía y la agencia de las personas que utilizan estos dispositivos. El desarrollo de protocolos seguros para los sistemas neurotecnológicos es esencial para liberar todo el potencial de las ICO, salvaguardando al mismo tiempo la privacidad y la seguridad del usuario. Al incorporar medidas de encriptación, autenticación y protección de datos a las ICO, los investigadores y desarrolladores pueden mejorar la fiabilidad y fiabilidad de estas tecnologías innovadoras. A medida que la sociedad abraza las posibilidades de interactuar directamente con el cerebro humano, es imperativo dar prioridad a la implantación de protocolos seguros para garantizar que los usuarios puedan aprovechar las ventajas de las ICO sin comprometer sus datos personales ni sus valores éticos. Abordando de frente estos retos de seguridad, podemos allanar el camino hacia un futuro en el que la neurotecnología mejore las capacidades humanas, respetando al mismo tiempo los principios de privacidad e integridad ética.

XXXI. NEUROTECNOLOGÍA Y DEFENSA DE LA NEURODIVERSIDAD

La defensa de la neurodiversidad es un movimiento que pretende promover la aceptación y la inclusión de las personas con diferencias neurológicas como el autismo, el TDAH, la dislexia y otros trastornos del neurodesarrollo. La integración de la neurotecnología, en concreto las ICO, en el debate sobre la defensa de la neurodiversidad puede revolucionar el modo en que estas personas interactúan con el mundo que les rodea. Al proporcionar métodos alternativos de comunicación, control y expresión, las ICO pueden capacitar a las personas neurodiversas para realizar las tareas cotidianas y relacionarse con la sociedad en sus propios términos. Este avance tecnológico no sólo mejora su calidad de vida, sino que también desafía las nociones tradicionales de capacidad y discapacidad, fomentando una sociedad más inclusiva y acomodaticia. Una de las principales ventajas de incorporar las ICO a la defensa de la neurodiversidad es la posibilidad de salvar las barreras de comunicación para las personas no verbales con trastornos como el autismo grave. Estas personas suelen tener dificultades para expresar sus pensamientos, sentimientos y necesidades, lo que les provoca frustración y aislamiento. Con la ayuda de las ICO, ahora pueden comunicarse mediante señales neuronales, lo que les permite relacionarse con los demás de forma más eficaz y tener voz en los procesos de toma de decisiones que afectan directamente a sus vidas. Esta nueva capacidad de comunicación puede mejorar significativamente sus conexiones sociales, su bienestar emocional y su sensación general de autonomía y agencia. La integración de las ICO en la defensa de la neurodiversidad también pone de relieve la importancia de aceptar y celebrar las diferencias neurológicas como valiosas aportaciones a la sociedad. En lugar de considerar la neurodiversidad como un déficit o una limitación, el uso de las ICO reconoce los puntos fuertes y las perspectivas únicas que aportan las personas neurodiversas. Al defender el uso de la tecnología para apoyar y amplificar estos puntos fuertes, la defensa de la neurodiversidad puede promover una sociedad más inclusiva y equitativa que valore la diversidad en todas sus formas. Mientras seguimos explorando las posibilidades de la neurotecnología en el contexto de la defensa de la neurodiversidad, es esencial dar prioridad a la accesibilidad, la capacitación y el respeto de las diferencias individuales para aprovechar realmente el potencial transformador de las ICO para mejorar la vida de las personas neurodiversas.

Promover la inclusión y la accesibilidad de las personas neurodiversas

En el ámbito de la neurotecnología y las ICO, es primordial promover la inclusión y la accesibilidad de las personas neurodiversas. La neurodiversidad abarca una serie de diferencias neurológicas, como el autismo, el TDAH y la dislexia, entre otras. Fomentando entornos que atiendan las diversas necesidades de las personas neurodiversas, podemos crear espacios más inclusivos que permitan la igualdad de participación y oportunidades. Esto implica tener en cuenta las sensibilidades sensoriales, proporcionar métodos de comunicación claros y ofrecer apoyo adaptado a las necesidades individuales. Mediante la aplicación de prácticas inclusivas, podemos garantizar que las personas neurodiversas no sólo sean incluidas, sino valoradas por sus perspectivas y aportaciones únicas a la sociedad. Un aspecto clave del fomento de la inclusión de las personas neurodiversas en el ámbito de la neurotecnología es el diseño de interfaces fáciles de usar que se adapten a una amplia gama de capacidades cognitivas. Esto implica incorporar funciones como ajustes personalizables, opciones de navegación sencillas e indicaciones visuales claras para mejorar la accesibilidad. Al dar prioridad a la experiencia del usuario y a la usabilidad en el desarrollo de dispositivos neurotecnológicos, podemos minimizar las barreras a la participación de las personas neurodiversas y capacitarlas para que se comprometan con la tecnología en sus propios términos. Proporcionar formación completa y recursos de apoyo puede facilitar aún más la integración de las personas neurodiversas en el panorama digital, garantizando que puedan aprovechar plenamente las ventajas de los avances neurotecnológicos. Defender la inclusión y la accesibilidad de las personas neurodiversas en el contexto de la neurotecnología es esencial para crear una sociedad más equitativa e inclusiva. Si reconocemos y abordamos las necesidades y los retos singulares a los que se enfrentan las personas neurodiversas, podemos allanar el camino hacia una mayor participación, compromiso y capacitación en el ámbito de las ICO y otras innovaciones neurotecnológicas. Mediante la colaboración y el compromiso con los principios del diseño universal, podemos construir un futuro en el que se acepte y celebre la neurodiversidad, lo que conducirá a un panorama tecnológico más diverso e inclusivo para todos.

Defender el uso ético de la tecnología ICO en comunidades neurodivergentes

Las comunidades neurodivergentes, incluidas las personas con trastornos como el autismo, el TDAH y la dislexia, pueden beneficiarse enormemente de los avances de la tecnología ICO. Defendiendo el uso ético de esta tecnología en estas comunidades, podemos ayudar a las personas neurodivergentes a mejorar su comunicación, independencia y calidad de vida en general. Las ICO pueden proporcionar medios alternativos de comunicación a las personas no verbales, permitiéndoles expresar sus pensamientos y sentimientos con mayor eficacia. Esto puede ayudar a salvar la brecha comunicativa a la que a menudo se enfrentan las personas con trastornos del neurodesarrollo, fomentando la inclusión y la comprensión. El uso ético de la tecnología ICO en las comunidades neurodivergentes también puede mejorar el acceso a la educación y a las oportunidades de empleo. Aprovechando las ICO para apoyar funciones cognitivas como la atención, la memoria y el aprendizaje, las personas con trastornos neurodivergentes pueden superar algunos de los retos a los que pueden enfrentarse en entornos académicos y profesionales tradicionales. Las ICO pueden ayudar a enfocar y concentrarse, que son áreas de dificultad para muchas personas con TDAH. Esto puede igualar potencialmente el terreno de juego y crear un entorno más inclusivo para que prosperen las personas neurodivergentes. Defender el uso ético de la tecnología ICO en las comunidades neurodivergentes no es sólo una cuestión de justicia social e inclusión, sino también un medio de liberar todo el potencial de las personas con trastornos del neurodesarrollo. Si nos aseguramos de que el desarrollo y la implantación de las ICO se guían por consideraciones éticas y por el respeto a la autonomía individual, podremos aprovechar el poder transformador de esta tecnología para mejorar la vida de las personas neurodivergentes. Mediante la investigación continuada, la colaboración y los esfuerzos de defensa, podemos allanar el camino hacia un futuro en el que la tecnología ICO sea realmente accesible y beneficiosa para todos los miembros de la sociedad, independientemente de sus diferencias cognitivas.

Abordar el estigma y la discriminación mediante la concienciación sobre la neurodiversidad

La concienciación sobre la neurodiversidad desempeña un papel crucial a la hora de abordar el estigma y la discriminación a los que a menudo se enfrentan las personas con diferencias neurológicas. Al promover la comprensión de que las personas neurodivergentes tienen puntos fuertes y perspectivas únicas, la sociedad puede adoptar la diversidad y fomentar la inclusión. Este cambio de mentalidad puede conducir a una mayor aceptación y apoyo de las personas con trastornos como el autismo, el TDAH y la dislexia, ayudando en última instancia a derribar barreras y crear entornos más inclusivos. Las iniciativas educativas y los esfuerzos de defensa centrados en la neurodiversidad pueden ayudar a cuestionar los estereotipos y promover una cultura de aceptación y respeto. Aumentar la concienciación sobre la neurodiversidad puede conducir al desarrollo de servicios de apoyo y adaptaciones más adaptados a las personas con diferencias neurológicas. Al reconocer las diversas necesidades y capacidades de las personas neurodivergentes, las organizaciones pueden aplicar prácticas inclusivas que garanticen la igualdad de oportunidades para el éxito. Esto puede implicar proporcionar formación especializada, crear entornos favorables a los sentidos u ofrecer métodos de comunicación alternativos. Con estos esfuerzos, la sociedad puede trabajar para crear un mundo más equitativo y accesible para las personas con trastornos del neurodesarrollo, fomentando su bienestar y mejorando su calidad de vida. Abrazar la neurodiversidad puede fomentar un sentimiento de pertenencia y comunidad para personas que antes podían sentirse marginadas o aisladas. Al celebrar los talentos y perspectivas únicos de las personas neurodivergentes, la sociedad puede beneficiarse de un rico tapiz de habilidades y experiencias. Fomentar la inclusión y promover un sentimiento de aceptación puede capacitar a las personas con diferencias neurológicas para prosperar y contribuir de forma significativa a sus comunidades. Promoviendo la concienciación sobre la neurodiversidad, la sociedad puede allanar el camino hacia un futuro más integrador y compasivo, en el que se valore y respete a todas las personas por sus capacidades y contribuciones únicas.

XXXII. CONCLUSIÓN

El desarrollo y el avance de las ICO encierran un importante potencial transformador para la humanidad. Como se ha expuesto a lo largo de este ensayo, las ICO han hecho notables progresos en los campos del tratamiento médico, el entretenimiento, la comunicación y otros. La capacidad de interactuar directamente con la tecnología utilizando sólo el poder de la mente abre nuevas posibilidades a las personas con limitaciones físicas y trastornos neurológicos. La integración de las ICO en la vida cotidiana tiene el potencial de revolucionar la forma en que interactuamos con el mundo que nos rodea, proporcionando un atisbo de un futuro en el que la tecnología mejore a la perfección nuestras capacidades y calidad de vida. Es crucial abordar los retos éticos y sociales que conlleva la adopción generalizada de las ICO. Los problemas de privacidad, la dependencia de la tecnología y las implicaciones éticas de manipular directamente el cerebro humano son cuestiones que deben considerarse y regularse cuidadosamente. A medida que la tecnología sigue avanzando, es imperativo que las partes interesadas colaboren para establecer directrices y normativas que protejan los derechos de las personas y garanticen el uso responsable de las ICO. Si afrontamos estos retos de frente, podremos aprovechar todo el potencial de las ICO y mitigar al mismo tiempo los riesgos y daños potenciales. A pesar de estos retos, el futuro de las ICO es brillante. A medida que las tendencias emergentes y los avances tecnológicos siguen configurando el panorama de la neurotecnología, la coevolución de los seres humanos y la tecnología presenta un futuro prometedor. Si aprovechamos las oportunidades que ofrecen las ICO, no sólo podremos mejorar la calidad de vida de las personas, sino también explorar nuevas fronteras en la interacción persona-ordenador. La visión optimista es que las ICO abrirán un mundo de posibilidades, mejorando nuestras capacidades y, en última instancia, remodelando nuestra forma de vivir, trabajar y comunicarnos. El viaje hacia este futuro está lleno de posibilidades apasionantes, y es esencial que lo recorramos con atención y colaboración.

Resumen de las principales conclusiones sobre neurotecnología e ICO

La neurotecnología y las ICO han experimentado avances significativos en los últimos años, dando lugar a descubrimientos pioneros y aplicaciones innovadoras. Un descubrimiento clave es el uso con éxito de las ICO en el tratamiento de discapacidades motoras, como las prótesis controladas por la mente para amputados. Estos dispositivos han permitido a personas con limitaciones físicas recuperar la movilidad y la independencia, lo que ha supuesto un gran avance en el campo de la neurorrehabilitación. Las ICO son prometedoras para el tratamiento de trastornos neurológicos y psiquiátricos, ya que ofrecen un enfoque no invasivo y personalizado para tratar afecciones como la epilepsia y la depresión. La integración de la tecnología ICO en la industria del entretenimiento ha abierto nuevas posibilidades de experiencias inmersivas y comunicación mejorada. Desde los videojuegos controlados por la mente hasta las simulaciones de realidad virtual, las ICO están transformando la forma en que interactuamos con los medios de entretenimiento. En el campo de la comunicación, las ICO han facilitado interfaces mejoradas para personas con discapacidades motoras y del habla, proporcionándoles un medio para expresarse con mayor eficacia. A medida que la tecnología sigue evolucionando, el potencial de las ICO para revolucionar el entretenimiento y la comunicación sigue siendo un área de investigación y desarrollo apasionante. Junto a estos apasionantes avances, deben abordarse retos éticos y sociales para garantizar el uso responsable y beneficioso de la neurotecnología y las ICO. Los problemas de privacidad relacionados con la recogida y almacenamiento de datos neuronales, así como los riesgos potenciales de dependencia y manipulación de la tecnología, son cuestiones críticas que requieren una cuidadosa consideración. Las implicaciones éticas de interactuar directamente con el cerebro humano plantean cuestiones importantes sobre la autonomía, el consentimiento y las consecuencias de alterar los procesos cognitivos. Si se superan estos retos de forma reflexiva y ética, el futuro de las ICO es muy prometedor para mejorar las capacidades humanas y transformar la forma en que interactuamos con la tecnología.

Reflexión sobre el potencial transformador y las consideraciones éticas

A medida que profundizamos en el ámbito de las ICO, se hace evidente que el potencial transformador de esta tecnología es inmenso. La capacidad de interactuar directamente con el cerebro abre un mundo de posibilidades, desde restaurar las funciones motoras de las personas con discapacidades hasta mejorar la comunicación y las experiencias de entretenimiento. Un gran poder conlleva una gran responsabilidad, y las consideraciones éticas deben ocupar un lugar destacado en el desarrollo y la aplicación de las ICO. Mientras navegamos por esta nueva frontera, es crucial considerar cuidadosamente las implicaciones de la manipulación directa del cerebro humano y los riesgos y consecuencias potenciales que conlleva. Una de las consideraciones éticas clave en lo que respecta a las ICO es la cuestión de la privacidad y la seguridad de los datos neuronales. Con la capacidad de acceder a las señales del cerebro e interpretarlas directamente, existe la posibilidad de que la información sensible quede expuesta o se utilice indebidamente. Salvaguardar la privacidad de los datos neuronales de los individuos debe ser una prioridad máxima para evitar el acceso o la explotación no autorizados. Los riesgos de dependencia y abuso de la tecnología deben controlarse y mitigarse cuidadosamente para evitar posibles daños o la manipulación de los individuos a través de sus interfaces neurales. A pesar de los retos éticos que conlleva el desarrollo de las ICO, existe una sensación de optimismo sobre el futuro de esta tecnología y su potencial para mejorar la calidad de vida de muchas personas. Si abordamos de frente las consideraciones éticas y diseñamos de forma proactiva salvaguardias y normativas, podremos aprovechar el poder transformador de las ICO minimizando los riesgos. La coevolución de los seres humanos y la tecnología a través de las ICO permite vislumbrar un futuro en el que las nuevas posibilidades de comunicación, entretenimiento y tratamientos médicos pueden mejorar nuestras vidas de formas que aún no hemos imaginado plenamente.

Llamamiento a la acción para la investigación continuada y la reflexión ética en el avance de las innovaciones neurotecnológicas

A medida que la neurotecnología sigue avanzando y dando forma al futuro de la interacción persona-máquina, se hace un llamamiento urgente a la acción para que continúe la investigación y la reflexión ética en el campo de las ICO. Aunque los beneficios potenciales de la tecnología ICO son enormes, incluidas las aplicaciones médicas en neurorrehabilitación y el tratamiento de trastornos neurológicos, así como las mejoras del entretenimiento y la comunicación, es crucial abordar los retos éticos y sociales que conllevan estas innovaciones. La preocupación por la privacidad, los riesgos de la dependencia tecnológica y las implicaciones éticas de la manipulación directa del cerebro humano deben considerarse cuidadosamente y sortearse mediante la investigación y la reflexión continuas. A medida que la tecnología ICO evoluciona y se integra más en la vida cotidiana, es esencial anticiparse y prepararse para las nuevas tendencias y avances tecnológicos. La coevolución de los seres humanos y la tecnología plantea cuestiones sobre el impacto de la ICO en las normas sociales, la autonomía individual y la calidad de vida en general. Si nos adelantamos a estos avances mediante la investigación proactiva y la consideración ética, podemos garantizar que el potencial transformador de la tecnología de las ICO se aprovecha de forma responsable y ética en beneficio de la humanidad. El futuro de la ICO es muy prometedor para mejorar las capacidades y experiencias humanas, pero también presenta complejos retos éticos y sociales que deben abordarse. Si seguimos superando los límites de la investigación en neurotecnología y participamos en una reflexión ética continua, podremos superar estos retos con sensatez y allanar el camino hacia un futuro en el que la tecnología de la ICO mejore vidas y abra nuevas posibilidades para la humanidad. Es crucial que los investigadores, los responsables políticos y la sociedad en su conjunto trabajen juntos para garantizar que la integración de las ICO en la vida cotidiana se haga de un modo que respete los principios éticos y promueva el bienestar de las personas y de la sociedad en su conjunto.

BIBLIOGRAFÍA

Raman K. Attri. *'Los Modelos de Adquisición de Habilidades y Desarrollo de Competencias'*. Una Referencia Rápida de Resúmenes, Speed To Proficiency Research: S2Pro©, 30/3/2019

Claudia Voelcker-Rehage. *'Plasticidad cognitiva y cerebral inducida por el ejercicio físico, el entrenamiento cognitivo, los videojuegos y las intervenciones combinadas'*. Soledad Ballesteros, Fronteras Media SA, 7/5/2018

Jane Hampton. *'Neuroplasticidad'*. Entrenamiento Cerebral y Verdades de la Neurociencia, Autoedición, 14/11/2019

William H. Boothby. *'Las Nuevas Tecnologías y el Derecho en la Guerra y la Paz'*. Cambridge University Press, 1/1/2019

Laurel Allender. *'Diseño de sistemas para soldados'*. Cuestiones actuales sobre factores humanos, John Martin, CRC Press, 20/05/2018

Ian Ritchie. *'Neuroarquitectura'*. Diseñar con la mente en mente, John Wiley & Sons, 21/12/2020

Thomas D. Parsons. *'Métodos de Realidad Virtual y Aumentada en Neurociencia y Neuropatología'*. Valerio Rizzo, Frontiers Media SA, 30/12/2020

Darío Robleto. *'La imagen móvil cerebro-cuerpo y la neurociencia del arte, la innovación y la creatividad'*. Jose L. Contreras-Vidal, Springer Nature, 15/11/2019

Oshin Vartanian. *'Neuroestética"*. Martin Skov, Routledge, 2/6/2018

Cynda Hylton Rushton. *'Resiliencia moral'*. Transforming Moral Suffering in Healthcare, Oxford University Press, 10/2/2018

Estados Unidos. Congreso. Cámara de Representantes. Comité de Marina Mercante y Pesca. Subcomité de Pesca y Conservación de la Fauna y el Medio Ambiente. El Crecimiento y sus Implicaciones para el Futuro'. Audiencia con Apéndice, Nonagésimo Tercer Congreso, Primera[-segunda] Sesión...., U.S. Government Printing Office, 1/1/1973

Jaime Wood. 'La palabra sobre la lectura y la escritura universitarias'. Carol Burnell, Recursos Educativos Abiertos de Oregón, 1/1/2020

División de Neurociencia y Salud del Comportamiento. 'Tendiendo puentes entre las disciplinas de las ciencias cerebrales, conductuales y clínicas'. Instituto de Medicina, National Academies Press, 24/09/2000

Joseph M. Kizza. 'Cuestiones éticas y sociales en la era de la información'. Springer Science & Business Media, 3/9/2013

Lisa Rosner. 'El Arreglo Tecnológico'. Cómo la gente utiliza la tecnología para crear y resolver problemas, Routledge, 2/1/2013

Sharmin Hossain. 'Neuroética'. Anticipando el futuro, Judy Illes, Oxford University Press, 1/1/2017

Owen J. Flanagan. 'Neuroexistencialismo'. Significado, moral y propósito en la era de la neurociencia, Gregg D. Caruso, Oxford University Press, 1/1/2018

Adrienne Colella. 'Neurodiversidad en el lugar de trabajo'. Intereses, problemas y oportunidades, Susanne M. Bruyère, Taylor & Francis, 7/1/2022

James Giordano.'La neurotecnología en la seguridad nacional y la defensa'. Consideraciones prácticas, preocupaciones neuroéticas, CRC Press, 25/09/2014

Maya Bialik. 'La inteligencia artificial en la educación'. Promesas e implicaciones para la enseñanza y el aprendizaje, Wayne Holmes, Centro para el Rediseño Curricular, 1/1/2019

Leigh Richardson. 'Enciende tu cerebro para poner en marcha tu juego'. El Cómo, el Qué, el Por Qué del Rendimiento Máximo, Clovercroft Publishing, 1/7/2020

Wolfgang Broll. 'Realidad Virtual y Aumentada (RV/RA)'. Fundamentos y métodos de las realidades extendidas (RX), Ralf Doerner, Springer Nature, 1/12/2022

Anton Nijholt. ICOs. 'Aplicando nuestras mentes a la interacción persona-ordenador', Desney S. Tan, Springer Science & Business Media, 6/10/2010

Veljko Dubljevic. 'Mejora cognitiva'. Implicaciones éticas y políticas en perspectivas internacionales, Fabrice Jotterand, Oxford University Press, 5/9/2016

Jeroen J. G. van Merriënboer. 'Entrenamiento de habilidades cognitivas complejas'. Un modelo de diseño instructivo de cuatro componentes para la formación técnica, Tecnología educativa, 1/1/1997

Mikhail A. Lebedev. 'Enfoques modernos para aumentar la función cerebral'. Ioan Opris, Springer Nature, 25/8/2021

Allen Coin. 'Política, identidad y neurotecnología'. La neuroética de las ICO, Veljko Dubljević, Springer Nature, 26/4/2023

Stephen Wear. 'Consentimiento Informado'. Autonomía del Paciente y Beneficencia del Clínico en la Asistencia Sanitaria, Georgetown University Press, 1/1/1998

Kristen J. Mathews. 'Proskauer on Privacy'. A Guide to Privacy and Data Security Law in the Information Age, Practising Law Institute, 1/7/2017

Paul C. Lebby. 'Imágenes cerebrales'. Una guía para clínicos, OUP USA, 4/1/2013

Felix Aplin. 'Prótesis para el cerebro'. Introducción a la Neuroprótesis, Andrej Kral, Elsevier Science, 4/9/2021

Nick Ward. 'Oxford Textbook of Neurorehabilitation'. Volker Dietz, Oxford University Press, 1/1/2015

Alkinoos Athanasiou. 'Neurotecnología'. Métodos, avances y aplicaciones, Victor Hugo C. de Albuquerque, Institución de Ingeniería y Tecnología, 26/4/2020

Reza Fazel-Rezai. 'Sistemas ICO - Progresos recientes y perspectivas de futuro'. IntechOpen, 1/1/2013

Brendan Z. Allison. 'ICOs. Revolucionando la interacción persona-ordenador', Bernhard Graimann, Springer Science & Business Media, 29/10/2010

Rajesh P. N. Rao. 'Interfaz cerebro-ordenador'. Cambridge University Press, 30/09/2013

Gernot Müller-Putz. 'Investigación en ICO'. A State-of-the-Art Summary 4, Christoph Guger, Springer, 12/12/2015

Anton Nijholt. 'Manual de interfaces cerebro-ordenador'. Avances tecnológicos y teóricos, Chang S. Nam, CRC Press, 1/9/2018

Instituto de Medicina. 'De las neuronas a los barrios'. The Science of Early Childhood Development, Consejo Nacional de Investigación, National Academies Press, 13/11/2000

P. M. S. Hacker. 'Historia de la neurociencia cognitiva'. M. R. Bennett, John Wiley & Sons, 15/8/2012

Narayan changder. 'Metodología de la investigación'. El asombroso libro de preguntas, Esquema de Changder, 21/12/2022

Ahmad Taher Azar. 'ICOs. Tendencias actuales y aplicaciones', Aboul Ella Hassanien, Springer, 11/1/2014

James Giordano. 'Neurotecnología'. Premisas, potencial y problemas, CRC Press, 26/4/2012